Dem Schicksal staunend begegnen

W0185705

„... selbst zu sein ... ist eine große Sache.
Aber wie macht man das,
wie bringt man das fertig?"

Henry Miller

© tao.de in J. Kamphausen Mediengruppe GmbH, Bielefeld

1. Auflage 2015

Hanna Gaugler: Dem Schicksal staunend begegnen
… anders reisen zur Quelle der Erfüllung
Umschlaggestaltung und Satz: Wilfried Klei
Coverfoto: fotolia_© atmospheric
Autorinfoto: Dirk Spath, www.dirk-spath.com
Printed in Germany

Verlag: tao.de in J. Kamphausen Mediengruppe GmbH, Bielefeld,
www.tao.de, eMail: info@tao.de

Bibliografische Information
der Deutschen Nationalbibliothek
Die Deutsche Nationalbibliothek verzeichnet diese
Publikation in der Deutschen Nationalbibliografie;
detaillierte bibliografische Daten sind im Internet
über **http://dnb.d-nb.de** abrufbar.

ISBN Paperback: 978-3-95802-784-8
ISBN Hardcover: 978-3-95802-785-5
ISBN E-Book: 978-3-95802-786-2

Das Werk, einschließlich seiner Teile, ist urheberlich geschützt.
Jede Verwertung ist ohne Zustimmung des Verlages unzulässig.
Dies gilt insbesondere für die elektronische oder sonstige Vervielfältigungen,
Übersetzung, Verbreitung und sonstige Veröffentlichungen.

Hanna Gaugler

Dem Schicksal staunend begegnen

...anders reisen zur Quelle der Erfüllung

Für

tao.de

Dank.....7

Prolog.....9

Teil 1 11

3½ Tage Ewigkeit 12

Auftakt.....12

Bündelung in das Jetzt 19

Der Knoten im Gehirn.....25

Gewahrsein – ein Kontinuum 29

In Resonanz mit dem Tod … 39

Ein bisschen Geschichte 45

Grabsuche Grün 48

Schluss mit dem Opfer-Ich! 57

Lebensskripte sind Glaubenssätze 60

Die Liebe – eine Falle? 70

Dahinter dieses eine ‚Ich' 78

Durch NICHTS tauchen.....82

Glückseligkeit.....85

Die verdächtigte Selbstliebe 91

Wirklichkeit – Traum 94

Vom Dunklen.....99

Quitt mit Gott! 106

Dasein 110

Am Rande der Zeit 116

Abreise: und weiter … 125

Teil 2 ... 133

Innehalten … Todlosigkeit berühren ... 135

Abschaffung der Pferdefüße ... 135

Im Schnittpunkt stehen ... 146

Liebe – die höchste Intelligenz! ... 155

Sich selbst verstehen –
nicht mehr und nicht weniger ... 166

Stehen im rechten Winkel ... 173

Die ultimative Enttäuschung ... 176

Gesichter der Enttäuschung ... 176

Im freien Fall: der Sprung! ... 181

Die große Umarmung ... 184

Nur noch Staunen ... 188

Teil 3 ... 191

Tauchgang durch das Nichts ... 192

Die Welt – eine Illusion? ... 192

Alles zu seiner Zeit ... 196

Sei wie der Küssende … ... 200

Epilog ... 205

Die Weisheit im Fragwürdigen ... 205

Literatur/Quellen ... 213

Autorin ... 215

Dank

Lieber Leser, liebe Leserin – danke, dass wir uns begegnen durch dieses Buch, für Ihr Dasein, wo immer und wer auch immer Sie sind.

Dieses Buch widme ich mit Dankbarkeit jenen, die ich in ihrer Suche nach Selbsterkenntnis, mehr Leichtigkeit und Erfüllung begleiten durfte, und jenen, die mich in diesem Streben begleiteten. Dann gibt es Euch, die mit mir im Hier und Jetzt um glückseliges Immersein – diese Wunde-r-barkeit – wissen, und zu dieser Quelle mit mir nach ihr Suchende einladen – nämlich jene Abenteurer und Goldsucher nach Glückseligkeit im Hier und Jetzt. Mein Dank gebührt auch allen darüber Staunenden, dass sie um des Liebens willen DA sind. Nicht zuletzt widme ich dieses Buch denen, die meine Allernächsten sind.

Der Personen sind viel zu viele, darum verzichten Sie bitte mit mir auf die Nennung einzelner Namen.

Prolog

Das Spiel begann so:

„Balle, Balle, sag mir doch, wie viel Jahre lebst du noch? … 1 … 2 … 3 … 4 … “

Es galt, im Rhythmus eines Zweiertakts den Ball nach unten zu schlagen und dann seine Lebensdauer in Erfahrung zu bringen durch das Aufzählen weiterer Schläge. Täglich erfüllte mich wohl für Stunden die sich wiederholende Freude, die mir dies bereitete. Und dann, eines Tages, konnte ich nicht mehr weiterzählen, was mich jedoch nicht daran hinderte, immer weiterzuspielen. Zwar kam mein Zählvermögen an sein Ende, nicht aber mein Staunen. Im Gegenteil, dieses wurde immer größer, denn ich entdeckte, dass, je heftiger der Ball auf dem Boden aufschlug, er desto höher in den Himmel schnellte ... Welche Verwunderung da in mir war. Ich stand Ball spielend auf der Terrasse meiner gütigen Tante, die mich, das damals unterernährte fünf- oder sechsjährige Nachkriegskind, zu sich in die Schweiz eingeladen hatte. Ich ging noch nicht zur Schule und hatte keine Kenntnis von Buchstaben. Und nun erfuhr ich ein Staunen, das mit Worten ohnehin nicht zu erfassen war, mich jedoch zutiefst beglückte. Welche Kraft brachte so etwas bloß fertig? Ich kam nicht umhin, davon auszugehen, dass diese Kraft irgendwie aus mir kommen musste. Aber wie, so fragte ich mich gleich, war sie denn in mich hineingekommen? Könnte ich vielleicht später einmal, wenn ich selbst erwachsen geworden wäre, selbst so zum

Himmel springen und wieder zurückkommen? Und dann, als ich alle meine Kräfte sammelte, um diese Vision zu überprüfen, geschah es, dass der Ball so hoch hinaufflog, dass ich – vermutlich auch von der Sonne geblendet – ihn für einen kurzen Augenblick nicht mehr sah und bangte, ob er zu mir zurückfinden würde oder im Himmel bliebe. Gott sei Dank hörte ich bald darauf das vertraute Geräusch seines Aufschlagens, bändigte seine Wildheit und hielt ihn fest in meinen Händen. Ich glaube, ich küsste ihn auch.

Teil 1

3½ Tage Ewigkeit

Auftakt

Der Wecker ist abgestellt. Sie – noch in ihren Kissen liegend – tastet sich blinzelnd ins Morgenlicht. Duftiges, rosa getöntes Licht fällt durch das Fenster auf ihr Lager. Wie gut es tut, in dieses pfirsichweiche Morgenlicht einzutauchen und sich dem Tag entgegen zu räkeln. Wohlig und selbstvergessen. Seitlich liegend stützt sie sich auf den rechten Arm. Jetzt ist sie bereit aufzustehen und wirft die Zudecke zurück. Ein Sprung, und sie steht vor dem offenen Fenster. Tiefe Atemzüge durchströmen sie, begleitet von dem seltsamen Gefühl, nicht wirklich da zu sein. Als sei sie in zwei Wirklichkeiten – hier und doch nicht hier. Hier und zugleich woanders.

Als hätte ein himmlischer Schalter sich umgelegt, ist mit einem Mal der Lichtzauber zu Ende. Sie eilt in die Küche, schaltet den Kessel mit dem Teewasser ein und erblickt den zum Platzen angefüllten Koffer im Vorraum. Zurück im Zimmer öffnet sie ohne jeglichen Grund die Schublade, die ihre Tagebücher, Manuskripte, Fotos und auch ihre Ahnentafel birgt. Sie packt eines dieser Tagebücher und verstaut es schnell im Gepäck. Gewiss, sie darf nicht säumen – der Zug, mit dem sie in das neun Tage umfassende ‚Loch' ihres dicht gefüllten Terminkalenders fährt, nimmt seine Fahrt in knapp eineinhalb Stunden am Hauptbahnhof München auf.

Tee zu sich nehmend, gleichzeitig letzte Handgriffe an Steckern, die sie herauszieht, ereilt sie das Läuten des Telefons. Das erinnert sie daran, dass sie auch noch die Ansage auf dem Anrufbeantworter zu ändern hat. Sie meldet sich mit einem lakonischen „Ja, bitte!“ Es ist ein Freitag, früher Vormittag, außerhalb ihrer Telefonsprechzeit. Die seltsam bebende Stimme eines Mannes, dessen Namen sie nicht kennt oder vergessen hat, bittet um einen Termin. Es handele sich um einen Notfall, sie möge bitte die unpassende Zeit entschuldigen. Dann, ohne zu pausieren – es war auch nicht möglich, ihn zu unterbrechen – sagt er, seine mit ihm in Trennung lebende Frau, die deutsche Mutter ihres fast zehn Monate alten gemeinsamen Sohnes, sei mit dem Kind auf Formentera über Nacht bei ihrem neuen Freund gelandet. Sie beabsichtige, dort zu bleiben. Er sei Lateinamerikaner, es breche ihm das Herz, und er frage sich, was er tun könne. Freunde hätten ihm empfohlen, diese Nummer anzurufen – da sei er mit seiner Not an einer guten Adresse. Jetzt holt er seufzend Luft, was ihr die Gelegenheit bietet, Folgendes zu sagen: „Bitte verstehen sie, ich kann nicht. Ich breche soeben auf in einen Kurzurlaub. Rufen Sie bitte bei meiner Stellvertretung an.“ Sie gibt ihm den Namen und die Rufnummer und fügt noch einmal hinzu: „Bitte, verstehen Sie! Auf Wiederhören.“ Sie legt auf, voller Mitgefühl. Aber in ihr laufen die Gedanken weiter: Wieder einer jener Fälle, wo Kinder – oft noch nicht einmal geboren – von ihren Eltern in Besitz genommen und wie Besitz behandelt, missbraucht oder sogar weggeschmissen werden. Blindlings reagierende Mütter und Väter, die Selbsterlebtes ausagieren oder sogartig wiederholen, was sich bei ihren Vorfahren – vielleicht einem einzelnen Vorfahren – zugetragen hat. Oftmals dem Vergessen oder Verschweigen anheimgefallen ... Und unmittelbar, wie ein Donner auf den Blitz folgt, bricht die Erinnerung an einen Traum in ihr auf, mit dem sie eines Morgens vor nahezu 20 Jahren staunend und zugleich voller Furcht und Trauer aufgewacht war ... Doch jetzt gilt es, das Taxi zu rufen und weiterzukommen. Sie will den Zug erreichen. Draußen ist inzwischen eine graue Wolkenwand aufgezogen.

Ein Albtraum

Sie lässt sich im schaukelnden Zug nieder. In ihrem Leben sind Reisen oft wie die Oasen in einer Wüste. Insbesondere Zugreisen, da findet sie leicht und geschützt zu Müßiggang, in dem sie losgelöst auf ihr Leben und das, was darin vor sich ging oder nicht, schauen kann. Pulsierendes, unmittelbares Lebendigsein ist es nicht – eher ein ‚Draufschauen', indem sie ihren Gedanken freien Lauf lässt – wie jetzt. Reisen, als Nische erlebt. Natürlich: Kein Wunder, denn so hatte ihr ständiges Unterwegssein doch begonnen. Damals, als sich der Albtraum des Verblutens ihrer Mama während der Geburt des Geschwisterchens – nach ihr – zugetragen hatte. Sie selbst war noch keine zehn Monate alt. Daraufhin war es unumgänglich gewesen, von der Wirkstätte ihres Vaters, dem wunderschönen Inselarchipel Palau, nach Europa zurückzukehren. In Wladiwostok mit dem Schiff angelangt, ging es weiter mit der sie schaukelnden, bergenden und aus Todesnähe herausführenden transsibirischen Eisenbahn bis Berlin. Sie hatte während der Reise tagelang über 40 Grad Fieber. Und überlebte.

Ihre Gedanken galoppieren weiter: In Deutschland angekommen, folgte die Fortsetzung des Schrecklichen. Ihre zweite Mutter starb nach schwerstem körperlichen Verfall den Erstickungstod. Myasthenie heißt diese qualvolle, verheerende Krankheit. Sie war damals herangewachsen, inzwischen fast zehnjährig, und hatte nach der Pflege und dem Sterben ihrer zweiten Mutter den um fünf Jahre jüngeren Bruder – Frucht der dritten Ehe ihres Vaters – in Obhut zu nehmen. Das war das strenge Geheiß ihres Vaters, nicht eingedenk, dass sie selbst noch ein Kind – noch viel zu jung war.

Dieser Albtraum vom grausamen Sterben junger schöner Mütter sollte ihr Leben beherrschen. Drei junge Ehefrauen hatte ihr Vater beerdigt. Konnte oder durfte sie selbst da zu einer blühenden Frau heranwachsen? Selbstverständlich nicht! Frau-Werden, Frau-Sein –welch ein Dickicht mit langen, spitzen Dornen. Sie selbst war darin festgehalten, blieb in finsterster Verlassenheit und Angst. Die verfluchte Antigone hatte ihr weit nähergestanden als ihre gleichaltrigen, kichernden, in Geheimnissen ihres aufblühenden Fraulichen schwelgenden Mitschülerinnen. Allein das Lernen transportierte sie in eine Zone, in der sie die Wüstenei von Wertlosigkeit und Knechtung des verschmähten Weiblichen vergessen konnte. Endlich – erst spät, sie war längst erfolgreich berufstätig – riskierte sie, ihrer in ihr herangewachsenen zäh sich behauptenden Sehnsucht Gehör zu schenken. Es musste möglich sein, einem solchen Grauen zu entwachsen. Daraus aufzuwachen – ein für alle Mal.

Ein ruckartiges Halten des Zuges – fast wäre sie auf ihr Gegenüber geschleudert worden – holt sie aus diesen Gedankenketten heraus, von denen sie sich im Übrigen längst erlöst wähnte. Das stimmt einerseits auch. Sie gab doch zum Zeichen und auch zum Dank, dass alles gut ausgegangen war, ihrem Refugium den Namen ‚Europäische Südsee'. Absurderweise, stellt sie jetzt erneut fest: Dieses uralte Steinhaus liegt in der Bergwelt nördlich von Riva, am Lago di Garda. Es weist einen krassen Gegensatz auf zu den Hütten auf Ngival, eine durch das Riff geschützte Ansiedlung auf Palau`s größtem Teil, der bewohnt ist und Babeldoab heißt. Sie freut sich darauf, die neun freien Tage ihres leeren Zeitfensters in ihrem übervollen Terminkalender dort zu verbringen. Schon liegt die Hälfte ihrer Anreise hinter ihr – die Überquerung des Brennero, die Grenze zwischen Österreich und Italien. Wie verheißungsvoll, jetzt zur lachenden Sommerzeit, sich in diesem Refugium wieder einmal umzusehen und zu handwerkeln. Arbeiten, die über den Winter wegen der Kälte nicht durchzuführen waren, jetzt in Gang zu setzen, vor allem was eine Wärme spendende und funktionierende Heizung betrifft. Sie muss schmunzeln, warum gerade dieses zu den Hütten auf Palau in größtem Kontrast stehende Haus sie gefunden hatte. Auch waren die etwas herberen Menschen mit den in Clans und Häuptlingsräten organisierten Insulanern nicht vergleichbar. Jene leben viel unmittelbarer im Hier und Jetzt als diese Menschen, die angewiesen sind auf Planen und Machen. Doch sie liebt Paradoxien, das Gegensätzliche, welches sich nur durch das Leben selbst löst.

Die Kehrseite

Im Zuge ihrer Draufschau auf ihr Leben wunderte sie sich stets, wie sich das alles ereignet hatte. Die im Außen sich zutragenden, oft wirklich schrecklichen Ereignisse während ihres Heranwachsens behielten keineswegs die Oberhand. Das scheint ihr rätselhaft, so kommt ihr das jetzt, während der Fahrt, in den Sinn. Offensichtlich war sie trotz allem von einem tiefen Traum, von einem Zuhausesein, einem Wohnen in der Liebe gehalten. Es war keineswegs ein bewusstes Wissen um ein Glück, dem nichts hinzuzufügen wäre. Sie verfügte nicht über die entsprechenden Erfahrungen, ganz im Gegenteil. Ganz insgeheim, also selbst ihr verborgen, vertraute sie offensichtlich darauf, dass der Albtraum, der ihr Leben zuweilen immer wieder beherrschte und total infrage stellte, eine noch andere Seite haben musste, die eine versteckte Weisheit barg, die es nur herauszuschälen galt. Es musste eine Liebe tief in ihr geben, die keinen Mangel kannte, die all dem ‚Schicksal' die Stirn bot. Eine Liebe, die sie unbewusst wissen ließ, auch eine Liebende zu sein, die vor nichts zurückzuschrecken brauchte. In aller Stille träumte sich diese andere Seite in ihr. So musste es sein, wie hätte sie sonst die so bedrängende Wüstenei der frühen Jahre überleben können – damals.

„Nächster Halt: Trento", informiert der Lautsprecher. Den Namen der vorletzten Haltestelle zu hören, löst aktuelle Überlegungen aus: Sollte der meist verspätete Bus heute pünktlich sein, würde sie noch vor Sonnenuntergang ihr Domizil, ihre ‚Europäische Südsee' erreichen und in Augenschein nehmen können. Nebst aufwendigen Erledigungen, die auf sie warten, will sie sich auf langen herrlichen Wanderungen dem Spiel der Höhenwinde überlassen, die zur Frühsommerzeit von den oft noch weißen Gipfeln des nahen Massivs Madonna di Campiglio ins Tal herabfallen. Sie freut sich auch auf die oft unbeholfenen und holprigen Gespräche mit den eigenwilligen Menschen dieses mittelalterlichen Dorfes. Die Ungereimtheiten, die sich durch ihr mehr als dürftiges Italienisch ergeben, führen oft zu befreiendem, nutzlosem Gelächter, das ihr Herz zu erwärmen vermag. Nun nähert sich der Zug der Station Rovereto und hält. Sie steigt aus und nimmt den Bus nach Riva. Von dort fährt sie mit dem Taxi die Serpentinen entlang ins sechshundert Meter hoch gelegene Borgo medioevale, namens Canale – Ortsteil von Ville del Monte. Da ist sie ...

Wie immer pocht ihr Herz. Auf welches Durcheinander wird sie im Haus treffen? Sie durchschreitet den höhlenartigen Eingang, öffnet die verriegelte Eingangstür. Aufatmen, kein Wasser kommt ihr entgegen, wie ihr das schon einmal erging nach einer schneereichen Winterzeit. Alles scheint in Ordnung zu sein. Auch der liebliche Garten – kaum größer als ein riesiges Badetuch – ruft ihr mit seinen Knospen und schon blühenden Lilien sein aufforderndes „Hallo" entgegen. Das wuchernde Gras zwischen den Gewürzstöcken springt ihr ins Auge. Doch das hat alles Zeit. Erst einmal ankommen und ausschlafen, befehligt sie sich selbst.

Bündelung in das Jetzt

Erster Tag

Am nächsten Morgen – sie fühlt sich sprungbereit für den Tag – tastet sie sich in der Dunkelheit vor zum Fenster und öffnet die Läden. Ein graues Licht zeigt sich. Schwere, tief liegende Wolken füllen die Weite der sie umgebenden Bergwelt. Plötzlich reißt das Rauschen des einsetzenden flutenden Regens sie mit sich fort. Wo ist sie? Die Welt draußen versinkt, und das schwere Steinhaus wird eine im pazifischen Ozean treibende Insel zur Monsunzeit. „Aber nein, ich bin doch hier." Sie fasst sich an, schaut sich um, will es sich bestätigen. Doch es gibt kein Halten, sie treibt bei meterhohem Wellengang in einem kleinen Motorboot – einer Nussschale – auf offener See fernab der sicheren Lagune. Sie zwingt sich in die ‚richtige' Wahrnehmung: Sie ist in Sicherheit. Hier ist der Schreibtisch. Sie spürt doch ihre Füße am Boden. Nein, sie schaukelt nicht in dem Motorboot, welches damals im offenen Ozean mit abgeschaltetem Motor trieb. „Es ist doch gut ausgegangen!", bestätigt sie sich selbst mit versiegender Stimme. Das Wagnis, die Grabstätte ihrer Mutter aufzusuchen – angetrieben von einer tiefsten Sehnsucht nach lebendigem Dasein –, war doch gut ausgegangen. Dieses Risiko, sich dem Unbekannten in ihr selbst zu öffnen und nahezukommen, war doch gut ausgegangen. Die Bootsfahrt von Koror nach Ngival endete nicht mit Untergang. Nein! Von Gnade wunderbar gehalten, kam sie doch sicher an Land. Jetzt spürt sie die furchtvolle Entschlossenheit, die sie damals angetrieben hatte, diese Reise zu machen. Offensichtlich gilt es da nochmals hinzuschauen, es will noch etwas neu verstanden sein. Es drängt sie jetzt danach, denn das in ihr Aufsteigende fordert sie auf herauszufinden, was nochmals voll wahrgenommen werden möchte. Etwas daran ist noch zu erledigen. Ein Griff, und sie hat das Tagebuch in der Hand, das sie ihrem Gepäck in letzter Minute gestern früh noch zugefügt hatte. Völlig überflüssig schien es ihr, doch jetzt folgt sie dem Impuls und liest:

> *Lange Zeit fuhren wir in den sicheren Gewässern der Lagune bei leichtem Regen dahin. Doch dann schlugen plötzlich hohe Wellen. Der schwarzhäutige Steuermann stellte, sich beratschlagend mit seinem Freund, den Motor ab. Er, mit gespannt besorgtem Gesicht. Ich, Stoßgebete dem Himmel aus der Tiefe zuschreiend. Ich sah nur noch den Monsunhimmel über mir und das wilde Toben der Wellen. Würde ich hier vom Meer verschluckt werden? Die beiden Männer schauten mit ratlos erstarrten Gesichtszügen ins Wasser. Ich selbst, starr vor Angst, vermochte gar nichts mehr, weder zu schreien noch mich zu bewegen. Von überall stürmten tosende Wasser auf uns zu. Krampfhaftes Festhalten. Zittern von innen und von außen. Würden wir als Lebende hier rauskommen? Todesangst! „Mama, bin ich von so weit hergekommen, um hier von tosenden Wassern verschluckt zu werden?“*

Ein starkes Klopfen an ihrer Haustür und dumpfe Schläge des Türklopfers schrecken sie auf. Wer will jetzt etwas? Nein, jetzt ist sie nicht in Stimmung, jemanden zu begrüßen. Sie bleibt reglos still, hält inne und merkt in dem Moment, welche unermessliche, pulsierende Kraft ihren

Körper durchströmt. Nicht nur die Erinnerungen bestürmen sie, nein, es sind die zwei Welten – ein Damals und ein Heute, ein Dort und ein Hier –, die sich zu einem einzigartigen Jetzt zusammenfinden und ein Gegenwärtiges bilden. Sie sucht nach Worten, um dieses Erleben zu würdigen: „Das lineare Nacheinander in Zeit und Raum scheint aufgehoben zu sein. Ich bin dort und hier zugleich." Die Konstruktion von Realität, ihre lineare Ordnung, abhängig von Sinnes- und Gehirnfunktionen, ist aufgehoben, wie sie es so noch nie erlebt hat. Noch nie hat sie so unmittelbar erfahren, quasi losgelöst vom konkret örtlichen Hier gleichzeitig an einem zweiten Ort zu sein. Auch das Zugleich von Jetzt und Damals, Vergangenem und Jetzigem ist ihr neu. Es drängt sich ihr die Frage auf, ob es das, was als Realität bezeichnet wird, überhaupt gibt. Ob sie nicht vielmehr das Ergebnis einer Konstruktion aus dem Material ist, das begrenzte Sinnesfunktionen und begrenztes Denkvermögen herbeischaffen. Sie also keineswegs eine objektive Gegebenheit ist. Auch – und wiederum – scheint doch gerade dieser Körper das unumstößlich Realste und zugleich das Hinfälligste zu sein.

Was ist wirklich?

Sie hält inne. Verliert sie nicht gerade mit derlei Fragen den ohnehin bereits schwankenden Boden, und versinkt sie nicht in Abgründe, aus denen nicht mehr rauszukommen ist? Macht es Sinn, sich weiteren Fragen zu öffnen? Doch diese rollen schon an, sie laufen immer weiter und setzen sich selbstständig fort: Gilt das auch für Leben und Tod? Sind gerade diese beiden nicht nur für ein lineares logisches Denken getrennte Wirklichkeiten? Gegensätze, die sich auszuschließen scheinen? Tod, diese allmächtige

Größe, seit ihren Säuglingsbeinen ist sie damit konfrontiert. Ist er etwas nur Augenscheinliches, mit dem der Mensch sich identifiziert? Staunen! Sie tastet sich vor in ein ganz neues Selbstverständnis, wird aber erneut von auflebenden Erinnerungen und Empfindungen mitgerissen. Erneut ihrem Impuls folgend, wendet sie sich dem damals Festgehaltenen in ihrem Tagebuch zu:

> *Wir fuhren dann, fast wie auf einen Schlag, wieder ruhig dahin. Die wogenden und tosenden Wassermassen zogen sich zurück und grollten hinter uns. Wieder innerhalb der Lagune angekommen, war die Wasseroberfläche spiegelglatt und gänzlich ruhig. Jetzt lachten mein Steuermann und sein Freund entspannt. Ich spürte wieder meine fünf Finger als Glieder der Hand, die Hand fest mit dem Arm verbunden, das schlagende Herz durchflutet, der Rumpf und die Beine sind wieder verbunden, die Beine mit den Füßen ... Die beiden Männer ließen ihre weißen Perlmuttzähne blitzen. Das Steuer wieder fest in ihrer Hand, trifteten wir mit eingeschaltetem Motor weiter. Spuk, Hölle, Tod – vorüber! Überlebt! Jetzt kam ich lebend an den Ort, wo ich meine ersten Lebensmonate verbracht habe. „Es ist zugleich der Ort Deines Grabes, Mama.“ Leben und Tod sind eine nur für den Verstand nicht zu begreifende Einheit.*

Erfüllt von großer Dankbarkeit legt sie ihr Tagebuch zur Seite. Ein lang gezogenes „Jaaa“ überrascht sie, „Spuk, Hölle, Tod dürfen endgültig vorbei sein.“ Sie atmet in diesem ‚Jaaa‘ noch einmal und von tief innen kommend das Sterben ihrer Mutter aus – ihr Verbluten bei der Geburt von Elslein zur Unzeit. Beide tot. Dies endlich zustimmend loslassen zu können, wäre nichts weniger als Befreiung davon. Zum wievielten Mal atmet sie das, all dies Schreckliche, aus? Sie sieht für einen Moment Wasser. Blutrot. Hält inne und begreift – jetzt neu beleuchtet –, wie sehr sie in der oft so furchtbar erlebten Abschneidung, fortgerissen von der Realität, in Resonanz gewesen war mit dem Sterben und Totsein ihrer Mutter. Infolge dieser war sie jedoch auch gleichzeitig mit ihr verbunden gewesen. Sie spürt nun in diesem Augenblick, wie das Wort ‚Tod' seine Schwärze, das Verbluten der Mutter sich rot fluoreszierend im Alter von zehn Monaten in sie eingenistet hatte. All das hatte sich geradezu in ihr Hirn eingekrallt und ihr Leben fortan entscheidend geprägt – mehr noch, es hatte sie determiniert. Doch gleichzeitig war sie von einer hell leuchtenden Sehnsucht getragen, geführt von einem ihr verborgenen, nicht bewussten Wissen um Erlösung. Daran hatte sie sich wie eine Ertrinkende festgehalten und war dem Sog der Vernichtung, der Tötung der Gequälten, die sie war, entkommen. Wieder: Staunen!

Wunderliche Gedanken steigen auf, die sie sofort niederschreibt. So wenig wie Tod und Sterben nur eine Konstruktion des Verstandes ist, so wenig kann Unsterblichkeit konstruiert werden. Es bestätigt sich die Tatsache, dass, je klarer der Tod und das Sterben als Faktum gesehen und integriert wird, desto mehr spricht Lebendiges und blüht auf in der Gegenwart. Hinter allem und durch alles wirkt das ‚Nichts' – in ihm das noch nicht begriffene ‚ICH' als ein gänzlich blendendes schwarzes Licht. Aufschauend sieht sie, wie in diesem Moment durch das Fenster gegenüber ihrem Schreibtisch ein Licht durch graue Nebel drängend sich Bahn bricht und hereinfließt. Sie steht auf, gewahrt aufs Neue zutiefst bewegt ihr Lebendigsein, ihr Dasein. Wie dieses Licht bricht es durch – trotz allem.

Sie springt die Treppe hinunter, bereitet sich einen köstlichen Darjeeling zu, und mit der dampfenden Teeschale in den Händen bestürmt sie ein neuer Gedanke und zügelt ihre flutenden Wahrnehmungen. Vergangenheit durchfließt die Gegenwart. Und genauso fließt in der Vergangenheit bereits Zukünftiges. Ihre Lippen beginnen sich fast unmerklich zu bewegen: „Ich werde sein, was ich schon war, bevor ich wurde …" Alles ist in der Bündelung des Jetzt – und zugleich. Demzufolge sind Geburt und Tod eine Einheit und ebenso das Woher und das Wohin. Aufgehoben sind die mental generierten Dualitäten. Sie erinnert sich spontan: „Tod, wo ist dein Stachel, Hölle, wo ist dein Sieg?" Dieses Zitat aus der Bibel, voll Kraft und Kühnheit, begleitet sie seit Langem. Sie wagt es, den Schluss daraus zu ziehen, dass Ewigsein nicht erst dann ist, irgendwann nach dem Tod oder so, vielmehr als Dauer in der Zeit vorhanden ist. Nur Vergängliches fließt weg – zieht vorüber. Nicht dann (!) leben wir ewig. Nein, wozu dann, wenn nicht zugleich jetzt und hier? Wir sind von jeher. Staunen, tiefes Staunen.

Lange sitzt sie da, umkreist diese seltsame Erkenntnis. Zeit – es gibt sie nur als etwas Ephemeres. Stille umhüllt sie, Stille ohne Geburt und Tod. Im Außen zeigt sich Dämmerung. Der Tag hat sich geneigt. Dann herrscht Dunkelheit vor dem Fenster. Jetzt weiß sie es: Die noch verbleibenden Tage wird sie ihrer damals so wundersam erlebten Reise widmen. Sie wird Worte suchen und sich von ihnen finden lassen und so, was sie erlebte, nochmals – über 20 Jahre später – aufs Neue würdigen. Ihre Feder will ohnehin nicht zur Ruhe kommen. Doch zunächst meldet sich große Lust, das ‚Adagio' von Samuel Barber zu hören und danach einen Rundgang im Borgo zu machen. „Hallo" zu sagen da und dort.

Der Knoten im Gehirn

Zweiter Tag

Aufgewacht! Sie fühlt sich leicht und zwischen Welten und Zeiten. Sie lebt. Und gewiss, auf der Achse, auf der sich die Zeit von Geburt bis zum Tod messen lässt, stirbt sie zugleich. Wieder dieses ‚Zugleich'. Was für ein Wunder ist doch Stille. Sie ist … kennt weder Geburt noch Tod ... Stille, die bleibt, wenn jemand gestorben ist, nennen wir Totenstille! In dieser sind ja wohl alle Gestorbenen geborgen? Dann, wenn Todesängste durchstanden sind und nicht mehr bedrängen. In einen Morgenmantel gehüllt stattet sie ihrem Gärtlein als erstes einen Besuch ab. Da sprießt das junge Grün, und in den Knospen der rankenden Rosen ist ihr Duft eingeschlossen, bereit durchzubrechen und doch schon da. Beides zugleich: Knospe, darin alles, was sich schon sterbend erst noch entfalten wird. In einem innersten Nichts ist alles. Eine Herausforderung für ein auf sinnlicher Wahrnehmung und zeitlicher Abfolge wie auch Sprache beruhendes Verstehen. Fülle und Nichts sind eine Einheit. Ein seltsames, vom Verstand nicht zu begreifendes Paradox. Eine Weile steht sie da, beschaut die Rosen und fragt sich, was für sie selbst daraus folgt. Sie, die Vergängliche, sie ist, die sie immer schon ist, von jeher, bevor sie wurde, nicht wahr? Ein innerstes, formloses, unsichtbares ‚Ich' ist, und dies ist sie wirklich? Todlos – also ewig? Nur am

Erscheinenden haftet Vergänglichkeit, zeitliche Abfolge. In Wirklichkeit ist alles gleichzeitig. Jetzt. Nur für ihr duales Denken und Wahrnehmen gibt es das Nacheinander. Für ein Denken, das linearen Regeln folgt, ist Knospe Knospe und Blüte, die duftende Blüte ist später. Präziser gesagt, sie tritt später in Erscheinung. Da ist sie schon immer … und so auch die Knospe und die Rose als solche. Zärtlich schaut sie auf eine Knospe und flüstert: „Die Rose ist … ist … ist. Die Rose ist die Rose, die Rose … die Rose. Ich bin, die ich bin, die ich bin."

Diese Reminiszenz aus der Zeit, da sie Studierende der Gestaltpsychologie und -psychotherapie war, lässt sich auf ein anderes Phänomen – den Albtraum – wie folgt übertragen: Das in ihm Verborgene, jedoch schon Vorhandene ist die die Bestürzung aufhebende Kraft –, es gilt nur, sie ins Licht zu bringen. Gleicherweise trifft dies zu für die Lösung eines Problems. Albträume, wie auch Probleme, sind unangenehme Muntermacher. Sie rufen auf, verborgene Potenziale zu aktivieren. Es ist ungemein aufregend, wenn eine existenzielle Erfahrung dieses bestätigt. Mit einem Satz, wie: „Das Problem ist schon die Lösung", ist der Verstand überfordert. Er geht analytisch vor und trennt das Problem und die Lösung fein säuberlich. Das Träumen hingegen kreiert derlei auf den Kopf gestellte Wahrheiten und setzt den gemäß logischen Regeln vorgehenden Verstand oft schachmatt. Träume fallen ein, steigen auf und eröffnen Perspektivenwechsel – faszinierend, genauso wie Einfälle, die blitzartig und unvermittelt da sind.

Sie ist erfüllt von dem, was ihr da gerade einleuchtet. Wieder so ein wundersames Wort. Woher kommt das, was ihr einleuchtet und sie so tief anspricht und angeht? Wo wohnt dieses Licht, das Einleuchten hervorbringt – das

Gegensätzliches nicht nur zu transzendieren vermag, vielmehr in Befreiung und Glückseligkeit führt? Sie, die einst nicht lachen konnte und im Dunkel stand, erfreut sich jetzt ihrer Leichtigkeit. Ein „Traumleben“[1] ist das Hiersein und zugleich Dortsein, so lernte sie es von Professor Friedrich Weinreb. Hier im Zeitlichen mit seiner Gesetzmäßigkeit des Sterbens und dort im Ewigen. Dieses Zugleich, man spricht in diesem Zusammenhang auch von Koinzidenz, erhellt oder lässt ein IST aufscheinen, das nicht in der linear messbaren Zeitlichkeit gefangen ist. Weiter inspiriert von diesem wundervollen Phänomen spinnen sich ihre Gedanken fort: Demnach wäre im Gefangensein Freisein verborgen, in der Zeit Ewiges und in der Niedrigkeit der Magd die strahlende Göttin. Wieder Staunen! Es braucht Mut, sich das anzuschauen, an sich ranzulassen, das spürt sie deutlich. Wer war … wird sie sein? Ist sie, die sie war, bevor sie wurde? Mit einem Seitenblick überlegt sie, kurz ernüchtert, ob es vielleicht nicht annehmbarer ist, erst einmal auf das Phänomen ‚Mangel‘ zu schauen. Damit hatte sie nie ein Problem. Ihr Leben lang wusste sie, dass ihr etwas fehlt und dass der wahrgenommene oder gefühlte Mangel sogar imstande war zu verdecken, was vorhanden war, und Grund genug gewesen wäre, sich dessen zu erfreuen. Sie weiß viel aus eigener Erfahrung um die Eigendynamik der Gier. Zufriedensein ist nicht ihre Stärke. Allerdings wird sie durch sie in Trab gehalten, weiter und weiter zu suchen, um schlussendlich zu finden, was wirkliche Zufriedenheit stiftet. Interessant, dass sich das Wort ‚stiften‘ einstellt. Darin schwingen Spenden und Bewirken mit. Wird Zufriedenheit gespendet – bewirkt? Durch wen? Wodurch? Was ihr klar wird: Die oft sehr anmaßende Jagd

1 ‚Traumleben‘, Thauros Verlag 1979

nach dem ‚Mehr' stiftet keine Befriedung. Zudem geht alles anmaßend Angeeignete wieder verloren. Es hat einem ja nie gehört. Befrieden kann nur die Besinnung auf das, was einem immer schon zu eigen ist. Sie ist elektrisiert von dem Ergebnis dieser Besinnung, denn sie entdeckt aufs Neue, dass Menschen die Brille, durch die sie mangelorientiert sehen, ablegen können mit der Folge, grenzenlos überrascht zu sein von der Fülle, die sich dann zeigt. Eine biblische Aussage, an der sie sich lange Jahre gestoßen hat, meldet sich: „Denn wer da hat, dem wird gegeben", (auf dass er die Fülle habe,) „wer aber nicht hat, von dem wird genommen, auch was er meint zu haben."[2] Also, wer da nicht hat, dem wird auch noch genommen werden, was er hat, verdeutlicht sie sich. Ja, sie hat verstanden.

Sie greift ihr Erleben von Gleichzeitigkeit wieder auf: Wer ist die erkennende Instanz, die das ganz Augenscheinliche, Naheliegende aufbricht? Wer produziert denn dieses Erleben von Koinzidenz? Und sie folgert, dass es ein Wissen um Ganzsein geben muss, um mangelloses ‚Immer'-Sein, ein ‚Selbst'-Sein, ein ‚In-sich-lebendig'-Sein. Es muss in ihr selbst die aus sich selbst leuchtende Wissende verborgen sein, die darum weiß, wer sie wirklich ist. So viel dürfte klar geworden sein: Es gibt zumindest tief drinnen einen Funken, aus einer anderen Dimension stammend als der des Außenraums, der immer mal wieder aufflackernd das Einleuchten bewirkt. Und es leuchtet ihr ein, dass trotz einer möglichen Selbsttäuschung, einer grundsätzlichen Infragestellung, es ein ‚Ich' geben muss, das um diese Täuschung weiß, das also wirklich und wissend ist. Ein ‚Ich', das sie ausmacht, und nicht, wie R. M. Rilke andeutet: „Und dabei sagen sie *Ich* und *Ich* und meinen:

---

2 Lukas 8:18

Irgendwen."[3] Sie spürt das Geheimnis des ‚Ich'-Seins, das wohl solange fragwürdig ist, so lange sie noch zweifelt und von Täuschungen umhüllt ist – ihr der Blick auf das Ganze fehlt. Sich selbst als Ganzes zu wissen, kann kein Ergebnis analytischen Denkens sein. Soviel weiß sie nun wirklich.

Jetzt ist es spät geworden. Es tanzen Silben und Zeichen vor ihren Augen – ein Anflug von Müdigkeit. Sie beschließt den Tag.

Gewahrsein – ein Kontinuum

Dritter Tag

Das Wort ‚Ganzsein' konnte sie noch nicht lesen, aber die in Holz geschnitzten gotischen Buchstaben faszinierten sie als Kind auf ähnliche Weise, wie sie später von Hieroglyphen in Bann gezogen war. Sie hingen in ihres Vaters Arbeitszimmer, und als ungefähr Fünfjährige, des Lesens noch nicht kundig, bat sie ihn, ihr zu sagen, was das heiße. Er las es ihr vor und fügte hinzu, dass es wichtig sei zu wissen, wohin man gehöre. Sie sei ‚ganz sein Kind'. Er sagte dies mehr als Missionar und Pfarrer denn als Vater. Die Aussage war geschwängert mit der Zusicherung und gleichzeitigen Aufforderung, Jesus ganz anzugehören. Erst viel später, während und nach ihrer Ausbildung zur Gestalttherapeutin, wurden die einzelnen Buchstaben und das Wort als Ganzes bewusst ausgelotet. Als Chiffre und Matrix bestimmten sie ihre Suche nach Erkenntnis, insbesondere nach der Antwort auf die Frage, wie Selbsterkenntnis denn überhaupt möglich sei. Die Selbsttäuschungsmanöver waren doch so

3 ‚Menschen bei Nacht' in ‚Gesammelte Gedichte', Insel Verlag 1962

intelligent verkleidet, dass sie als solche oft nicht erkennbar und überaus heimtückisch sein können. Schließlich war ja der Untersuchende zugleich derjenige, den er untersuchte. Und der, den er untersuchte, war nicht etwa außerhalb seiner selbst, wie beispielsweise ein nicht mehr funktionierendes Auto. Was sie erkennen konnte, war untrennbar verbunden, vielleicht sogar ein Spiegel dessen, als wen oder was sie sich erkannte. Ließ sich dann Selbsttäuschung von wirklicher Selbsterkenntnis überhaupt unterscheiden? Und war es dann möglich, sich als ein Ganzes, als eine Entität, wahrzunehmen?

Sicher, es macht ihr Sinn, wie dies Teil der Theorie der Gestalt-Psycho-Therapie ist, das geheimnisvolle ‚Ich' als eine höchst intelligente Organisationsstruktur zu verstehen, die Wahrnehmungen, Gedanken und Gefühle organisiert. Und auch, dass für diesen hochkomplexen Vorgang äußerst wichtig ist, dass ein gesunder, sich selbst regulierender Organismus in einem Umwelt-Feld sich dann entfalten kann, wenn dieses freundlich ist, sprich: angemessene, verdaubare und integrierbare Erfahrungen ermöglicht. Dieses ‚Eigene' fungiert dann als Hintergrund, auf dem sich im Vordergrund weiteres Lernen abspielt, was dann wiederum in den Hintergrund sinkt. Dieser lädt sich also ständig neu auf und ist für das weitere Lernen und Wachsen ein vielfältiges Ressourcen-Reservoir, das abrufbares Wissen und zu aktivierende Fähigkeiten enthält und auch bereitstellt. Diese Lern und -Entwicklungstheorie war für sie damals schwindelerregend: Tatsächlich kann gemäß diesem Modell unendliches Wachstum stattfinden. Die Möglichkeiten, sind unbegrenzt. Und das Gewahrsein seiner selbst ist ein Kontinuum, wobei die ‚Ich-Identität' erhalten bleibt. Noch immer staunt sie über dieses ihr ‚Ich': Es blieb, bleibt sich gleich, trotz vielfältigster Veränderungen.

Das war damals für sie, die sich oft so beengt fühlte, Nahrung und Auftrieb. Dankbar fühlt sie in diesem Moment nach, wie viel ihr möglich wurde und wie viel es ihr bedeutet, Wachstumsschritte ermöglicht bekommen zu haben, trotz allem. Sie übersieht dabei nicht, dass ein solches Wachstum nur in einem freundlichen Umweltfeld vonstattengehen kann – dass furchtlos sein zu können fundamental wichtig ist für das Erfahren von Ich und Welt durch Kontakt und Beziehung im Hier und Jetzt. Sie spiegeln sich und fließen ineinander: Der Sehende ist im Gesehenen enthalten und vice versa. Allerdings im Falle eines feindlichen oder gar lebensbedrohlichen Organismus-Umwelt-Feldes kann ein natürlicher, sich selbst regulierender Wachstums- und Entfaltungsprozess schwerlich stattfinden. Es werden dann entsprechende Schutz- oder Vermeidungshaltungen aufgebaut, vielfältige massive Störungen beherrschen dann die Lern- und Lebensbühne. Zu den schlimmsten Folgen eines mit aversiven Reizen überrumpelnden Umweltfeldes – wie dies beispielsweise in Kriegszeiten der Fall ist – gehören Traumatisierungen. Dass dadurch Entsetzliches bewirkt wird, weiß sie aus eigener Erfahrung. Sie ist sich auch bewusst, dass es gilt, sich nach Kräften dessen zu erwehren. Viele solcher schwerwiegenden Folgen hat sie mit Betroffenen erkundet. Jeder Traumatisierte ist ein Kapitel für sich …, und es ist für die Befreiung daraus sehr entscheidend, mit welcher Brille auf das Geschehene geschaut wird.

Sie fasst für sich zusammen: Das aufgezeigte Modell ist – wie alle Modelle – eine Erkenntniskrücke, aber was ihr besonders wichtig war und ist: Es trägt der Möglichkeit

Rechnung, dass Menschsein zu blühender Entfaltung gebracht werden kann. Die die Selbstverwirklichung regulierende Kraft des ‚Selbst' kann selbst dann wieder aktiviert werden, wenn jemand in den Bann einer feindlichen Umwelt geraten und als Folge davon in große Not geraten ist, sich kaum oder gar nicht mehr mit sich selbst zurecht zu finden vermag. Selbst dann sind Schritte des Gewahrseins möglich, die wieder ins Freie, in verloren geglaubtes Selbstvertrauen führen.

Jetzt wendet sich ihr Blick dem Blau zu, welches über dem Gärtchen aufgespannt ist. Durch nichts ist heute der Himmel getrübt, keine Wolke. Sie zieht ihren Morgenmantel enger und setzt sich auf die Bank an der Hauswand. Sie lehnt den Kopf sanft an den kühlen Putz und überlässt sich den Worten Aufwachen, Wachstum und Aufblühen. Es klingt wie eine Zauberformel: „Aufwachen …, aufwachen …, und Leiden, ebenso Albtraum sind beendet." Offensichtlich weiß dieses wissende Selbst darum, dass wir alles sind, ein Ganzes sind, immer schon sind, bevor Schritt für Schritt zur Anwendung, Entfaltung oder Verwirklichung kommt und sich manifestiert, wer wir sind. Sie ist sich ganz sicher. Fehlt dann etwas, z. B. die für das Leben notwendige Neugier, und sind wir uns dessen gewahr, so könnte steuernd – also den Mangel regulierend – der Mangel behoben werden. Eigentlich tut sich das dann wie von selbst. Gewiss, viele, sehr viele Prozesse dieser Art hat sie schon begleitet. Sie beruhten ausnahmslos alle auf unmittelbarem Gewahrsein im Hier und Jetzt. Während dieses Gewahrsein-Kontinuums zeigte sich dann meistens, dass genügend Ressourcen da sind, die nur darauf warten, ins Licht gerückt und aktiviert zu werden. Nicht selten stellte sich auch heraus, dass der Mangel sich auflöste, der aus Täuschung resultierend die Fülle des vorhandenen Potenzials blockierte. Ist die Täuschung erkannt, ist auch verstanden, wie eine eskalierende Unzufriedenheit sich breitmachen und in trostloses Gefangensein führen kann, z. B. infolge einer entsprechend unangemessenen Zielsetzung, die die Kraft lahmlegt, es zu erreichen. Jetzt ist der Boden bereitet für ein neues Selbstverständnis, das gereinigt ist von entwertenden Abstempelungen und rigorosen ‚Sollens'-Forderungen, die sich in solchen Sätzen spiegeln: „Ich bring's zu nichts …, nicht zu dem, was ich sollte ... Ich müsste doch, aber alles, was ich tue, ist nie genug ..., obendrein bin ich erschöpft und geplagt von Versagensängsten ..., und genau besehen bin ich bereits ein Versager ..." Sind diese gelöscht, kann die Freude über neue Möglichkeiten sich Bahn brechen. Solches hat sie vielfach in Therapieverläufen mit ihren Klienten erlebt – auch selbst hat sie es so empfunden im eigenen Ringen … und überwunden. Staunen.

Vollkommenheit

Weitere Gedanken bestürmen sie, und sie geht ins Haus zu ihrem Schreibtisch, um sie gleich niederzuschreiben. Vonnöten ist also ein Gewahrsein dessen, was einem wirklich fehlt, auch dessen, wie Täuschungsmanöver gefangen halten, amputieren, verstümmeln und auf diese Weise verhindern, in Kontakt zu kommen mit der Wunderbarkeit, die man selbst wirklich ist, nämlich Vollkommenheit. So sieht sie es, für jeden gültig. Dieses Wissen um das Ganzsein ist zugleich ein Wissen um Vollkommensein. Sie hebt kurz den Kopf und schaut durch das Fenster. Sie lässt das Wort langsam auf der Zunge schmelzen: „Vollkommenheit" Welch ein anachronistischer Begriff, denkt sie, der heutige Mensch hat doch damit nichts mehr am Hut? … Dennoch schreibt sie weiter. Vollkommenheit ist das Wissen um wirkliche Befreiung aus jeglichem Mangel. Es transportiert uns in Glückseligkeit. Es ist nicht konstruierbar. Es ist an Einsicht, Wissen um Selbsttäuschung gebunden, an Traum und Vision. So gesehen, ist es hoch aktuell. Und bezüglich der Täuschung, ein Mangelwesen zu sein, haben wir hellwach zu sein. Zugespitzt gesagt: Wir kommen gar nicht drum herum, eines Tages zu entdecken, dass unser Verstand – analysierend und zerstückelnd – dieser Wunderbarkeit, die wir sind, nicht gewachsen ist. Er kann das Wissen um Ganzsein nicht hervorbringen. Er kann es nicht denken. Nichtsdestotrotz spielt er sich jedoch gerne zur einzigen Erkenntnisfunktion auf. Aber Ganzsein umfasst schließlich alles. Und ist immer mehr als eine Aufsummierung von Bestandteilen, mehr als alle Gesamtmengen zusammen. Ganzsein ist etwas qualitativ anderes. Jetzt merkt sie auf, und ein Lächeln zieht ihr über das Gesicht. Die poetische Sprache hat da bessere Chancen, das staunenswerte Phänomen ‚Ganzsein' in Worte zu fassen. Sie erinnert sich des Dreizeilers von J. R. Jimenez, dem großen Dichter:

„Abend – Wie doch sich wiegend in den goldenen Wipfeln, bei sanftem Wind, meine Seele in Freiheit mir sagt, dass ich alles bin!"[4]

Dieses ‚Ich', obwohl sich auswickelnd, ist immer schon vollkommenes Wissen und Sehen. Ganzsein, sie wiederholt es gerne, ist daher nicht die Aufsummierung aller einzelnen Teile, sondern mehr als eine Summe von Teilen. Allein das ist Glück: Der Quantität steht die Qualität gegenüber. Selbst im Leiden! Aufgrund dieses tiefen intuitiven Wissens von Ganzsein, das im Menschen lebendig ist, leidet er

4 ‚Stein und Himmel', Klett-Cotta 2003

darunter, wenn er es nicht ist. Nur deshalb kann er überhaupt verspüren, dass ihm fehlt, was ihm fehlt. Doch er ist auch von Sehnsucht geführt, kreiert Träume und Visionen von vollkommenem Glücklichsein. Allerdings ist er, danach suchend, oft nicht davor gefeit, in Ersatzbefriedigungen zu stolpern oder etwas Unvollständiges zu verabsolutieren. Oder er frönt einer kraftlosen Zufriedenheit, einem Sich-abgefunden-Haben …

Ganzsein – dieses Wort lässt sie den Weg erahnen, der sie fortführen wird – dorthin, wo sie derzeit dennoch auch schon ist. Paradox. Wenngleich für den Verstand nicht zu lösen, so leuchtet trotzdem ein, dass ein Ganzes nicht werden kann. Könnte es dies, wäre es ein quantitatives Ergebnis von sich summierenden Elementen. Und genau das ist es nicht, die Psychologie der Wahrnehmung hat es herausgefunden. Sie schaut nach innen, sieht das nicht lesefähige Kind, das staunend mit offenem Mund im Arbeitszimmer des Vaters steht. Tief Atem holend blickt sie auf, schaut durchs Fenster und nimmt wahr, dass das zackige Profil der Berggruppe ‚Pikea' völlig eingenebelt ist. Weiterer Regen zeichnet sich ab, was gewiss gut ist für die hungrige Frühjahrserde. Doch jetzt wollen ihre Beine sich erst einmal bewegen. Sie will sich auf den Weg machen zum immer schönen, berührend schönen türkisblauen Bergsee. Kurz entschlossen zieht sie die Gummistiefel an und stapft, vom gelben Regenmantel geschützt, los. Während sie geht, fällt ihr eine brillante Frage ein, die sie irgendwo einmal gelesen und nicht vergessen hat: „Bin ich ein Mensch, der träumt, ein Schmetterling zu sein, oder bin ich ein Schmetterling, der träumt, ein Mensch zu sein?" Dieser Gedanke führt sie zurück zu dem Traum, der sich gestern im Anschluss an das Telefonat meldete, vor ihrer Abreise. Er ist noch immer so eindrücklich wie damals, als sie ihn nach dem Aufwachen erinnerte. Dieser Traum ist offenbar immer noch rätselhaft trotz vieler Aspekte, die ihr bereits früher schon einleuchteten. Angelangt am Bergsee, sieht sie die Landschaft ihres Traumes vor sich:

> *Steinige Uferränder; an ihnen entlang geht ein graues Elternpaar in grauem Licht auf dem Weg oberhalb des türkisblauen Sees. Dann wirbelt ein weggeschleudertes Baby durch die abweisend graukalte Landschaft und versinkt im See. In größter Sorge um das Kind springt sie selbst hinterher. Doch wohin ist zu schwimmen? Wo findet sie das Baby? Um sie herum nur flutendes Wasser. Da, völlig unerwartet, taucht eine männliche große Gestalt auf, mit dem Dreizack an einem langen, kräftigen Stab in der Hand. Mit diesem teilt er die Wasser und zeigt ihr den Weg. Sie folgt ihm tiefer und tiefer schwimmend und gelangt zu einem strahlend schönen, in sich ruhenden, lächelnden Baby, auf dem Grund des Sees liegend. Sie nimmt es auf und drückt es an sich. Oben aufgetaucht legt sie es am steinigen Hang ab und beginnt, nachdem es fahl und grau wird, wie alles um sie herum, es von Mund zu Mund zu beatmen, damit Farbe und sein Lächeln und Leuchten wieder zurückkehren sollen.*

Soweit sind dies die Erinnerungen von damals. Beklommen und kaum atmend fragt sie sich jetzt, ob sie nicht all die Jahre versucht hat, sich mühsam am Leben zu erhalten, sich selbst beatmend, sich mit diesem und jenem Elixier versorgend. Und sie spürt all dieses Sich-Mühen, Leisten, diese erdrückenden Verantwortlichkeiten, ihre Isolation von anderen, die davon keine Ahnung zu haben schienen. Zentnerschwer.

Lebenselixiere

Während der Nebel zum See niedersinkt, an dessen Westufer sie jetzt sitzt, erinnert sie sich an das, was sie ihre ‚Medea-Phase' nannte. Medea, die sich gemäß dem griechischen Mythos als von ihrem Mann Verstoßene an ihm rächte, indem sie sich und die beiden gemeinsamen Kinder tötete. Diese radikale Racheaktion, motiviert durch den sie quälenden Verlust – vielleicht hat die Medea nicht einmal in vollem Umfang gewusst, wie sehr sie darunter litt –, sollte ein Ende finden, indem sie das tötete, was ihr Fleisch und Blut war: sich selbst und ihre Kinder. Vor allem durch den Kindermord sollte der Vater zu leiden haben, denn er liebte die Kinder von Herzen. Sie waren ja auch sein Fleisch und Blut. Die Rächerin Medea war ihr vertraut, auch die Qual des Verlustes. Um dieser nicht erneut Nahrung zu geben, hatte sie sich den Männern versagt. Den Männern, die sie begehrten – keinesfalls wollte sie deren Opfer werden. Diese Entschlossenheit hielt sie aufrecht, war Lebenselixier. Zugleich gab es aber auch ihre zähe Sehnsucht, gespeist von dem verborgenen Wissen um Ganzsein. Doch dazu brauchte es keinen Mann, der sie wegen einer anderen Frau würde ausboten können. Und später riskierte sie es dann doch, Jahre später ... Sie flüstert, „Glücklicherweise konnte ich dieser Phase entkommen ..."

Tiefe Sehnsucht war ihr Motor, weiterzuleben ... damals. Und sie begreift jetzt, in diesem Augenblick am Bergsee sitzend, warum sie, quasi in der Nacht, klammheimlich – es durfte kein plaudernder oder ausplaudernder Mensch wissen – die Spurensuche ihrer ersten Monate wagte und sich ihrer Sehnsucht entschlossen hingab, diesem damals allerwichtigsten Lebenselixier. So fügte es sich, dass sie die für ihr Leben ganz andere Reise im Anschluss und als krönenden Abschluss ihrer Ausbildung bei ihren geschätzten Lehrern Erving und Mirjam Polster im Universitäts-Camp San Diego antreten konnte. Sie flog über San Francisco, Hawaii, Guam nach Koror, der damaligen Hauptstadt des Inselarchipels Palau – heute wird es Belau genannt. Sie landete, wie sie jetzt feststellt, zur Zeit ihrer Geburt gegen sechs Uhr früh, sieht unter sich liegend die weitgestreuten Inseln im pfirsichfarbenen Morgenlicht. Staunen. Es war genau dieses Morgenlicht – wie bei ihrer Abreise vor drei Tagen, als sie hierher zu ihrer ‚Europäischen Südsee' kam.

Beginnender Regen holt sie aus ihrer inneren wie äußeren Bilderwelt. Sie geht den Weg schnellen Schrittes zurück und kommt zur Zeit, da der Mittagsbus fährt, an der Haltestelle an. Schnell entschlossen steigt sie ein, um nach Riva del Garda zu fahren. Sie hat Lust, den einem Fjord gleichenden Gardasee mit seinen majestätischen, ihn umrahmenden Bergen zu sehen. Sie hat Lust auf planloses Bummeln, auf Muße und auch auf ein wenig Shopping. Die Stunden verfliegen schnell. Am Abend erwartet sie Besuch, mit dem sie gern Spaghetti mit frischem Salbei, Rosmarin und etwas Thymian zubereitet und isst. Zum Abschluss gibt es Mandeltorte, mit einem Schluck Vino Santo der Region. Es verläuft alles recht fein. Befriedigt vom Fluss des Tages nimmt sie zur Abrundung ein mit Olivenbalsam angereichertes Bad. Dann holt sie Müdigkeit ein und transportiert sie in das geheimnisvolle Reich des Schlafes.

In Resonanz mit dem Tod …

Vierter Tag

Welch wundervolles Erwachen! Das Morgenlicht – zart und jung – fällt auf den gegenüberliegenden Hang. Kaum, dass sie dieses erblinzelt, jubelt es in ihr. Wie damals, als sie flog. Sie konnte es kaum erschauen, das 356 Inseln umfassende Archipel. Nur elf Inseln davon sind bewohnt. Eingehüllt in zartrotes Morgenlicht, wie jetzt. „Wahrlich verheißungsvoll", flüsterte ihr damals das in ihr galoppierende Herz zu. Jetzt und hier bleibt sie in den Kissen liegen und bemerkt staunend, dass sie auch diesmal – wie damals – neun Tage Zeit hat. Neun Tage, um sich in ihrem Refugium, der ‚Europäischen Südsee', umzuschauen. Wie sich nun herausstellt, sind es Tage, in denen sie ihre Geschichte niederschreibt. Natürlich sollte aber auch endlich das Heizungssystem funktionieren. Ein Hydrauliker soll es von Öl auf Gas umstellen. „Eine ‚Europäische Südsee' ohne Wärme, das geht doch nicht!", lacht sie lauthals. Doch abrupt bricht ihr Lachen wieder ab. Sie erbebt bei der sie fragenden Einsicht, ob dieses kalte Haus mit seinen nahezu einem halben Meter tiefen Außenmauern sie deshalb gefunden hatte, weil sie noch immer mit der Kälte der Todeswehen ihrer Mama verbunden war? Hatte sie sich – Geborgenheit suchend – von diesem burgähnlichen Haus finden lassen? Das leuchtet ein, sie fühlt sich von sich selbst überführt. Nicht nur das, vielmehr sollte sich das auf ihrer Reise gefundene Zuhause fortsetzen in einer Bergwelt, die so viel Geheimnisvolles barg, die aber auch Unzugängliches verkörperte, welches sich mit dem in ihr selbst immer noch Nicht-Entdeckten in Resonanz befand. In Resonanz war sie offensichtlich auch noch immer mit dem Kind, das sie damals gewesen war. Wahrscheinlich wäre sie am liebsten gleich mitgestorben, mit in den Tod gegangen wie ihre Mutter mit dem Geschwisterchen. Ein Foto legt diesen Schluss nahe.

Tod, wer ist er? Gibt es ihn überhaupt? In langen Phasen ihres Lebens hat diese Frage sie mehr beschäftigt als das, was sie lebte und erlebte. Lebte sie ihr Sterben, indem sie lebte? ‚Jedermann' heißt das Theaterstück von Hugo v. Hofmannsthal, in dem sie als Schülerin die Rolle der ‚Guten Werke' spielte. Das aktivierte in ihr lebendiges Fragen. Das Sterben selbst als Tanz zu erleben, wie dies alte Darstellungen von mittelalterlichen Totentanz-Fresken aufzeigen, faszinierte sie. Ein solches Fresko ist auf der Außenmauer einer kleinen Kirche, ganz in der Nähe ihrer ‚Europäischen Südsee', zu sehen. Sie richtet sich in ihrem Bett auf und beginnt, leise zu singen: „Leben ist Tanzen. Sterben ist Tanzen. Tanzen ist Dasein. Geschieht Hier und Jetzt …" Tanzen durfte sie nach ihres Vaters strengem Geheiß nicht. Später, viel später, eroberte sie der Argentinische Tango, und sie erlebte leibhaftig, wie im Tanzen das digitale Nacheinander aufgehoben ist, wie pure Lebendigkeit sich in ihr ausbreitete und das Nacheinander von Geburt und Tod sie weder bedrängte noch Realität zu haben schien. Der Tod als Ende des Endes des Endes war gestorben, sie entdeckte, dass er, so verstanden, nur einer Gedankenwelt entstammt, einem Spiel des Intellekts, der, dem Paradoxen nicht gewachsen, einseitig urteilt und beurteilt.

Wie einleuchtend all dies ist – sie hat es ja schon gestern und vorgestern erkannt, dass nur werden und sich entfalten kann, was bereits ist. Und wie sollte dann Sterben das letzte Wort haben können? Präludierend fährt sie fort: „Wir können unserer Sterblichkeit entwachsen. Als ein Ganzes, das wir wirklich sind, sind wir mehr als die Summe von Teilen. Dieses ‚Mehr' entreißt uns sterblicher Vereinzelung. Selbst wenn wir das noch nicht verstehen oder erleben, sind wir doch vom Licht dieser Wahrheit Geküsste. Küssen ist trunkene Glückseligkeit ..." Sie staunt über ihre Leichtigkeit, über ihre etwas absurden Gedanken, über die Weisheit des Absurden, über die einleuchtende Weisheit: Nichts ist nur augenscheinlich – vice versa gesagt: Alles nur Augenscheinliche ist nichts . Doch das ‚Nichts' ..., was ist es?

Ankommen trotz Flut

Verflogen ist das Morgenlicht! Ihre Gedanken wechseln, kurzerhand steht sie auf, frühstückt eine Kleinigkeit und setzt sich an ihren Schreibtisch. Zuerst schlägt sie das Tagebuch auf und liest:

> *Da war ich nun gelandet auf meiner Geburtsinsel. Angekommen auf einer Reise, von der ich nicht wusste, wo und wie sie enden würde. Mitsamt meinem traumatisierten Baby war ich hier. Jetzt, einen Tag nach meiner Ankunft in Koror, war ich trotz eines ungeheuer wogenden Meeres gut angekommen auf Ngival. Die motorisierte Nussschale angesichts des riesigen Ozeans trieb zur Ebbezeit sicher an Land. Meine zwei Boys trugen mein kleines Gepäck, und ich hüpfte über Wasserlöcher hinweg. Lebend angekommen am Ende der Welt, wo ich mein Leben begonnen hatte, vor mehr als 40 Jahren. Vom Land aus schaute ein hochgewachsener schlanker Mann interessiert, neugierig und abwartend auf uns, die Kommenden. Ich, die Weiße, ein Neuling unter ihnen. Das*

weckte Neugier – kam nicht jeden Tag in Sicht. Feuchtheiße Monsunwogen verschlugen mir ziemlich den Atem. Näher ans Ufer gekommen, rief ich fragend in englischer Sprache, ob es eine Pension, ein Bett zum Nächtigen gäbe. Er verwies auf eine Hütte, in der ca. zwölf Frauen zusammen waren. Nein, ein Hotel oder eine Pension gäbe es nicht. Das schnürte mir die Kehle zu. Würde ich bleiben können? Alles war ungewiss. Es gab nur eins: da zu sein – von Moment zu Moment – auf dieser ganz anderen Reise.

Spähende Schritte setzend, näherten wir uns der besagten Hütte. Als ich schon recht nahe herangekommen war, schauten zwölf tiefbraunschwarze Augenpaare auf mich. Die Stille schrie. Nur das Schlürfen des Saftes der Betelnuss und das Raunen des draußen am Riff kauernden und lauernden Ozeans machte die Spannung erträglich. Sie waren wohl zu einem Meeting zusammengekommen, um matrilineare Aufgaben zu besprechen, dachte ich. Meine weiten samtgelben Hosen lachten um meine Beine. Mein blondes Haar umspielte windbewegt mein Gesicht. Stummes gegenseitiges Abtasten. Jetzt war ich hier auf dem Boden dieses Dorfes, wo ich meine ersten Wortlautierungen und wohl auch Worte geäußert hatte, stand hier auf der Schnittlinie, wo Wasser und Land geschieden sind. Heiß schlierendes Grün von den am Ufer stehenden Bäumen wogte im weißen Licht über der Weite des zurückgezogenen Meeres. Hier waren dunkel leuchtende Augen, Schweigen und Schauen noch immer. Im Innern die beunruhigende Frage: Würde ich eine Unterkunft finden, oder musste ich, bevor die Flut kam, zurückkehren nach Koror in mein dortiges ‚Bed & Breakfast'?

Sie legt ihr Tagebuch zur Seite. Das Wort ‚Flut' hallt in ihr nach, breitet sich aus, dröhnt geradezu. Sie hält inne. Dann trinkt sie einen Schluck Tee und erinnert des Vaters bebende Stimme. Wie sie ihn liebte dafür, zeigte er doch nie, was in ihm wirklich vorging. Mit dieser Stimme erzählte er ihr an einem ihrer Geburtstage – es war ihr zwölfter Geburtstag –, dass die eingetretene Flut den Transport der Mama ins einzige Krankenhaus in Koror, der damaligen Hauptstadt des Archipels, verunmöglichte. Auch die Hebamme konnte nicht gefunden werden, als Mamas Wehen am Abend einsetzten – entgegen ihrer morgendlichen Feststellung, dass alles sehr normal sei. Der Normalität hätte es entsprochen, zwei Wochen später zu entbinden ... „Also deine Mama", sagte er, „konnte nicht in selbiges Krankenhaus gebracht werden, wo du zur Welt gekommen bist." Und sie schloss daraus, dass die Mama ihren Wehen, ihrem Verbluten ausgeliefert war. Es gab kein Entkommen für sie. Entsetzlich.

Dann wurde das übliche Geburtstagslied angestimmt. Und sie sang kräftig mit. Keiner sollte merken, welche Klagen in ihrem Inneren stattfanden. Oh, wie sie die tapfere Zwölfjährige liebt. Das merkt sie zum ersten Mal. Überhaupt scheinen Mut und Standhalten auch in schlimmen Situationen ihr als Resilienzkräfte zugewachsen zu sein. Dank dieser Kräfte konnte sie 30 Jahre lang all das erleben, was sie nun in ihrem Tagebuch festgehalten vorfindet, um sie derzeit aufs Neue zu bewegen. Sie schaut auf. Der Regen macht eine Pause. Kein Rauschen mehr ..., nur Stille. Und aus dieser Stille tauchen Stimmen und Erinnerungen auf:

„Hi, hallo, Allii“, wird sie gegrüßt, nachdem die beiden Begleiter durch ihr Dolmetschen eine Brücke gebaut haben. Da tauchen sie alle vor ihrem inneren Auge auf: Ältere und Jüngere. Sie sieht auch sich selbst, die eine Bleibe sucht für drei Nächte, in Ngival. „Warum hier?“, dolmetscht ihr Steuermann. Jetzt gilt es, das Geheimnis zu hüten, wer sie namentlich ist. Denn, wenn dies bekannt würde, wäre die Spurensuche ihrer ersten Lebensmonate zu Ende. Es würde sich schnell herumsprechen, und sie würde von Hand zu Hand, von Haus zu Haus geführt werden. Sie aber will die Suche gemäß ihrer inneren Sehnsucht fortsetzen. Also verschweigt sie, dass sie hierhergekommen ist, um das Grab ihrer Mutter zu finden. Sie gibt vor, eine Journalistin zu sein, die sich dafür interessiert, wie das Inselvolk das verheerende Wüten des Krieges verarbeitet hatte, wie die Menschen es geschafft hatten, trotz der Vereinnahmung durch drei Weltmächte Palauer geblieben zu sein. In ihrer Erinnerung verdüstern sich einige Gesichter, die der Älteren vor allem. Schweigende Münder, rote Lippen, selbst die weißen Zähne rot vom Betelnusssaft. Was hat sie da angerichtet?

Ihre Gedanken holen sie aus der Erinnerung. Was sie damals nicht überrissen hat, dämmert ihr jetzt, über 20 Jahre später. Sie liegt ausgestreckt auf der Couch und spürt den grauen Tag verschwinden … gewahrt, wie er versinkt. Das Einzelne löst sich auf. Nichts mehr hat Konturen. Alles verschluckt vom Nachttier. Licht, sollte sie Licht machen … wenigstens eine Kerze anzünden? Nichts mehr. Vernichtung. Krieg. Da begreift sie die Verdüsterung in den Gesichtern. Sie waren in Resonanz gekommen mit schrecklich Erlebtem. Vor allem die Älteren unter ihnen. Kriegskinder oder Kinder von Eltern, die im Pazifischen Krieg umkamen. Blitzschnell laufen in ihr Schlussfolgerungen ab: Natürlich, das Archipel Palau mit seinen 356 Inseln gehört zu den Perlen im Pazifischen Ozean. Es war sogar die (!) Perle. ... noch heute?

Ein bisschen Geschichte

Palau hat eine vielfältige koloniale Vergangenheit hinter sich. Die Japaner wurden nach dem Ersten Weltkrieg die Kolonialherren, nachdem das ehemalige Deutsche Reich Ende des 19. Jahrhunderts mit 18 Millionen Goldmark diese Inselgruppe gekauft hatte, Kolonialherrschaft ausübte über Mikronesien, und diese nun als Folge des verlorenen Ersten Weltkriegs abzutreten hatte. Gemäß Beschluss des Völkerbundes bekam das Inselarchipel Japan zugesprochen. Daraufhin wurden die Insulaner mehr oder weniger gezwungen, treue Japaner zu werden. So war Schluss mit üppigen Ernten von Reis, Zuckerrohr, Bananen, Ananas, das der fruchtbare tropische Boden im Überfluss hervorbrachte. Nachdem die Japaner aber das Mandat des Völkerbundes missachteten und Militärbasen und Marinestützpunkte errichteten, blieb die Konsequenz nicht aus. Die Inseln wurden in fürchterlichste Schlachten im pazifischen Krieg zwischen Japan und den USA hineingezogen. Mit dem Ergebnis, dass Palau Treuhandgebiet wurde unter der Kontrolle der USA. Radikale Veränderungen – Lebensrhythmen gerieten durcheinander, Auseinandersetzungen mit neuartigen Machtinteressen folgten. Auch die Durchsetzung von neuen Sozialstrukturen, die vieles, was sich bewährt hatte, beenden sollten, verlangte den Insulanern viel ab. Doch trotz Panzer, Raketen, Bombenhagel, trotz des Leids des Untertanentums – ja, trotz all der Schrecken des Krieges, bewahrten sie in ihrer Seele Stolz und wussten – und wissen noch – von der Freiheit des völligen Genügens. „Wir sind wie die Fische im Meer", charakterisiert Bedor, Bürgerrechtler und noch heute lebender Anwalt sein Volk und rief zu einer Kampagne gegen die Atomversuche im Pazifischen Ozean auf. Mit Erfolg: 1994 wurde Palau als unabhängiger Staat in die Vereinten Nationen aufgenommen.

Trunken vor Glück

Während die italienische Regennacht ihren Fortgang nimmt, ist sie nun erfüllt von der Kraft und Wirkung dieser Erinnerung des Inselstaates, bewohnt von nicht mehr als ca. neuntausend Menschen. Ein Hungergefühl fordert Befriedigung ein. Sie erinnert sich, wie ihr damals das Mahl mit dem Pastor und seiner Frau auf der Insel das Wasser im Munde zum Fließen brachte. Schlürfen und Saugen, die Schalentiere nahmen kein Ende. In ihrem Refugium ist die Flasche Teroldego schnell geöffnet. Zu Polenta mit Gorgonzola und Salat serviert, ist dieser Wein ein erlesener Genuss ... Draußen nach wie vor Regen über Regen. Sie hört ihn – bereits zu Bett gegangen – weiter rauschen. Sie nimmt vor dem Einschlafen noch einmal ihr Tagebuch zur Hand:

> *Endlich brachen in das lange Schweigen neugierige Fragen ein. Es wurde uns Dreien Platz gemacht. „Wie ich heiße?" „Woher ich komme?" „Was ich wolle?" Mein Steuermann übersetzte das Hin und Her von Frage und Antwort. Und sie gaben sich damit zufrieden. Aber noch immer hatte ich kein Bett und die Sonne stand schon tief. Die Frauen waren alle sehr schön. Ihre Leiber schlank oder voll – ein Genuss. Sinnlich und ausgesprochen*

weiblich bewegten sie sich. Fragten, hörten und schauten. Unsere Augen trafen sich und verloren sich wieder.

Eine angenehme Brise zog durch die Hütte. Weit draußen donnerte die Brandung gegen das Riff. Ein unendlich weiter Strand zog sich gelblich weiß hin, so weit mein Auge reichte. Jetzt kam Bewegung in die Gruppe. Eine fast weißhaarige stattliche Frau – riesig war sie wie eine Erdmutter. So schien sie mir, als ich sie in ihrer ganzen Größe und ihrem Wuchs vollbusig gehen sah. Sie bewegte sich etwas schwerfällig, als hätte sie Schmerzen. Sie schaute mich an und ließ übersetzen: Sie lade mich ein, in ihrer Hütte zu wohnen, und für die Zeit, die ich hier sei, sei sie meine Mum. Ich hüpfte auf. Ich konnte bleiben.

Alsbald gingen wir durch das Dorf, vorbei an den kleinen Anwesen, und landeten vor einer geräumigen mit Wellblech bedeckten Hütte. Sie führte mich durch ihren kleinen Garten, hieb mit dem Beil eine Kokosnuss von der Palme, öffnete sie und gab mir die Milch zu trinken. Dann, nachdem ich meinen beiden Begleitern ein frohes Leben gewünscht und sie verabschiedet hatte, zeigte mir ‚Mum' ihr großes Wohn- und Schlafgemach mit einer Feuerstelle in einer Ecke. Sie führte mich in ein vom großen Raum durch eine eigene Tür zugänglichen, abgetrennten Raum, in dem, ich konnte es kaum glauben, sich ein Feldbett befand, das bereits bezogen war. „Hier wirst du schlafen." Ich verstand – wir verstanden uns auf Anhieb und aufs Herzlichste, ohne dass wir die Sprache des anderen sprechen oder verstehen konnten. Sie hatte noch zu tun, und ich, weil ich unbedingt noch zum Hügel unseres einstigen Wohnhauses kommen wollte, um dort das Grab zu entdecken, marschierte im Glanz der Abendsonne los und atmete meine Heimat ein. Trunken vor Glück.

Da fällt ihr das Tagebuch aus der Hand und sie schläft ein.

Grabsuche Grün

Fünfter Tag

Sie erwacht. Es ist noch dunkel. Sie sieht durch Zeit und Raum. Sieht ihre ‚Mum'. Ihre hoch aufgerichtete Gestalt. Diese Königin – weitherzig und unergründlich ihr Schauen. Ihre ‚Mum', die sie ohne Vorbehalt in ihr Reich aufnahm. Sie, die Fremde, die vorgab, eine Journalistin zu sein. Sie liest sofort weiter:

Die Zeit floss. So schweifte ich suchend herum. Der Hügel, auf dem wir wohnten, musste zu finden sein. Und von meiner Sehnsucht sicher geführt, ging ich einen Hohlweg entlang, an dessen Ende führten rechterhand Stufen nach oben. Ich rannte die Stufen hinauf. Oben angekommen, sah ich die in meinem Inneren immer schon wohnende Palme, und zu der hin geordnet das Grab meiner Mutter und die Gedenkstätte der ersten Frau meines Vaters. Wie angewurzelt blieb ich erst einmal stehen, ging sehr zögerlich weiter vor mich hin bis zum Grabstein. Ich las Geburts- und Sterbedaten, rannte zurück, irrte die Stufen hinunter, riss zwei Arme voll saftig grüner Farnblätter ab, die an ihren Seiten wuchsen, lief wieder hin und breitete sie über die Grabstätte. Grünwerden sollte diese graue Zone in meinem Innern. Die grauenvolle Todesnacht mochte morgen in Licht verwandelt sein, in Fruchtbarkeit, in sprühendes Lebendigsein. Bäuchlings ausgestreckt auf dem Farnteppich schrie ich hilflos und wortlos Schmerz heraus. Danach vernahm ich Imperative: „Wachse heran, verabschiede dich davon, eine Weggeschmissene zu sein! Sauge, sauge Leben ein! Leben. Leben. Lass die Selbstbeatmung! Atme Leben ein, lass dich beatmen am Ort, wo dein Leben begann, wo das deiner Mama endete, wo deine Schwester Else geboren und gestorben ist!"

Da ist verdammt noch mal viel Schmerz und – seltsam genug – auch Jubel. Ich musste eingeschlafen sein. Sanfter Monsunregen holte mich aus einem besinnungslosen Zustand. Es war dunkel. Ich lauschte in die Stille hinein. Draußen das Riff, die an ihm sich brechenden Wellen, entferntes Donnern drang in meine Ohren. Nacht in den Tropen! Geschwängerte Nachtschwärze. Ich atmete tief aus und ein. Und in tiefer Dankbarkeit weitete sich mein Inneres. Als öffneten sich verrostete Schlösser, öffneten sich Türen in einen Raum, in den jetzt Himmelslicht hereinfiel. „Große Mama! Große Mama!" Groß der Einklang von Tod und Leben. Ich ahnte Ewiges im Zeitlichen. Nichts und Fülle als Einheit. Den Duft der Rose ohne Namen. Ich suchte Zuflucht und war fündig geworden.

Bewegt von ihren damals niedergeschriebenen Worten lässt sie sich Zeit zum Aufstehen. Die Morgendämmerung trägt sie auf die Orgelbank. Sie erinnert, wie sie als 17-Jährige die ‚Chaconne' von Johann Sebastian Bach spielte. Nein, nicht spielte, anspielte, wie sie versuchte, manche Passagen für das Fußpedal oder mit den Händen auf den Manualen zu spielen. Ja, die Orgel war ihre damalige Zufluchtsstätte. Wahrlich eine Oase in der Wüste. Ein Sternenhimmel in der Finsternis. Die von Ewigkeit geschwängerten Tonsäulen in Bachs Musik hielten sie aufrecht. In seinem Orgelwerk erlebte sie ewige Ordnungen. Wenn sie mit Füßen und Händen die schwarz gedruckten, strengen Formprinzipien folgenden Arabesken, als Präludien, Fugen, Interventionen bezeichnet, zum Klingen brachte, atmete dürres Land in ihr auf. Dann ahnte sie pulsierendes Leben, atmete sie Ewigkeit und Wunder. Sie erlauschte Unsagbares. Aus Goethe's Sicht – diese teilt sie voll und ganz – unterhält sich in Bach's Musik die Ewigkeit mit der Ewigkeit. Todlosigkeit.

Zum Bersten beglückende Todlosigkeit erfüllte sie und erquickte sie damals ... und noch heute. Damals jedoch allermeist dann, wenn sie abgestürzt war in fassungsloses Verlassensein, wenn sie eingesperrt war in graue, gefühllose Leere und nicht wagte, hinzuspüren. Da waren so viel Schmerz, Zerwürfnis, Kampf, erloschenes Hoffen, Hass und hilflose Rebellion zusammengeballt. Auch Hass auf den in den Kirchen gepredigten ‚Gott der Liebe'. Von den Ehejahren ganz zu schweigen. Nicht, dass sie nicht geliebt gewesen wäre. Sie war es. Aber sie selbst war nicht in ihrer Mitte. Sie stand so sehr im Abseits, konnte weder mit Normalität noch Alltäglichkeit etwas anfangen. Und hat dann auch diese ganze Phase beendet, mit allem aufgehört – auch mit ihrer Lehrerinnenkarriere. Letzteres fiel schwer, hatte sie doch mit den ihr anvertrauten Grundschülern ihr eigenes inneres Kind – damals nicht wissend – ins lebendige und sehr kreative Lernen mit einbezogen. Da konnte sie in gewissem Sinn ihr Kindsein nachholen. Im Bann ihrer unermüdlichen Suche begann sie nun, auf höllisch erlebte Fragen Antworten zu finden im Studium der Psychologie und Philosophie. Das forderte Einlass in ihr Leben und bedeutete ein wahrhaft gutes Lebenselixier, gute Nahrung für sie. Insbesondere das Erlernen der Gestalt-Therapie im Anschluss daran nahm sie als ersehnte Möglichkeit wahr, sich die im Dunkeln liegenden Antworten durch Selbsterfahrung anzueignen.

In der wohligen Wärme ihres Bettes schweben die Erinnerungen nur so dahin, und sie wundert sich, würdigt aufs Neue, eigentlich zum ersten Mal, die auf sich genommene allergrößte Mühe, sich selbst Leben einzuhauchen. Friedrich Weinreb, ein Weiser, dem sie begegnen und freundschaftlich verbunden sein durfte, lehrte sie, die für sie in großem Widerspruch zum erfahrenen Leben stehende und daher auch suspekt scheinende ‚Heilige Schrift' neu zu sehen und zu verstehen – so beispielsweise das Buch Hiob. Wie gut erkannte sie sich in diesem Gottesknecht Hiob? Wie gut kannte sie sein ohnmächtiges Ringen um Erlösung, und auch sein Durchhalten in Schutt und Asche war ihr vertraut. Seine Gottesbegegnung faszinierte sie. Würde sie auch – wie er – erfahren, wer sie selbst, wer Gott wirklich ist? „Reise, lass' dich nicht aufhalten", ermunterte Weinreb einst die fragend Suchende. Er war ihr ‚Johann Sebastian Bach im Wort', und sie wusste sich von ihm begleitet … Doch, sie ist abgeschweift. Wo ist sie stehen geblieben? Wo ist sie angelangt auf ihrer damaligen Reise? Beim ersten Grabbesuch.

Sie merkt, mit der Würdigung des frühen Sterbens ihrer Mutter würdigt sie gleichermaßen ihr eigenes, von Tod geschwängertes Leben, ihre unermüdlichen Versuche, sich selbst Leben einzuhauchen. „Mama!“ Wie oft schrie es in ihr auf, aber zugleich verstummte das Wort ‚Mama‘ wieder. Sie erschrak ob der Fremdheit dieser Person. Zu hilflosem Wüten und Stampfen hatte sie keinen Zugang. War davon abgeschnitten. Viel später erst, sehr viel später, zeigte ihr der Traum vom weggeschmissenen Kind, was sich wirklich in ihr zutrug und mit welcher Tapferkeit sie – obwohl abgeschnitten von der lebendigen Quelle Mama – eingetreten war für ihr Weiterleben. Staunen! Sie weiß sich getragen von Resilienzkräften. Ist das ihr Verdienst? Eine Welle der Dankbarkeit fließt sanft durch die Räume der ‚Europäischen Südsee‘.

Schicksal oder Freiheit?

Jetzt dehnt und streckt sie sich und heißt den Tag willkommen. Sie realisiert, dass ihr zur Fertigstellung ihrer Niederschrift nur noch drei von neun Tagen verbleiben. Dann reist sie wieder ab. Und, wie damals auf ihrer Reise, hat sie auch jetzt äußerst präsent zu sein. Sie will unbedingt zu einem Abschluss kommen. Nur minütlich, wenn es einmal nicht regnet, versorgt sie den Garten, jätet und pflanzt. Die Heizungsmontage verschiebt sie kurz entschlossen in den kommenden Herbst. Wie wohltuend wäre es jetzt, im von der Regenzeit ausgekühlten Haus die selbst von der Nacht nicht zu vertreibende Wärme Palaus zu spüren. Doch dieser Gedanke vergeht in einem Nu. Eine sie bedrängende Frage verlangt Beachtung. Anscheinend ist das Kapitel ‚Früher Tod der Mama‘ doch noch nicht abgeschlossen. Sie schreibt den Monolog, der fragend beginnt, während sie frühstückt, nieder: „War es, Mama, Dein Schicksal oder wolltest du sterben? War es Deine Bestimmung, so wie es die Bestimmung der Palme ist, Früchte und Öl hervorzubringen? War es Deine Bestimmung, nach all den Geburten zu sterben. War es Dein Wille oder war es Deine Bestimmung? Oder gibt es da irgendeine Wechselbeziehung zwischen den beiden?" Interessiert, ob sie sich damals dazu geäußert hat in ihrem Tagebuch, steigt sie die Treppen hinauf zum Schreibtisch. Vielleicht findet sie ja niedergeschriebene, inzwischen aber vergessene Antworten darin. Sie beginnt, in dem Buch zu blättern und stößt auf den fünften Tag – wie heute, hier, es ist der fünfte Tag:

> *Am fünften Tag meiner Palaureise weckte mich Hahnengeschrei. Die Hähne krähten den Tag herbei. Ich hörte sie und versank wieder in Schlaf. Tauchte wieder auf und taumelte wieder weg. Doch dann schlüpfte ich schnell in die Kleider, schlich mich an den noch Schlafenden, auf am Boden Liegenden vorbei, an ‚Mum' und ihren zwei Kindern, die sie noch zu betreuen hatte. Schon war ich unbemerkt draußen. Hoch ging es zum Hügel. In meiner kleinen Tasche hatte ich mein Tagebuch und auch mein kleines Reclam-Heft mit Meister Eckharts ‚Predigten und Traktate'. Auf dem Weg fiel mir die Floskel vom „Herrn über Leben und Tod" ein. Aber wer ist er? Oben angekommen, stellte ich fest, dass die Farnblätter ihr frisches Grün über Nacht behalten hatten. Ich schmückte das Grab mit zwei gefundenen Muschelschalen und stellte zwei Kerzen auf, eine rote und eine weiße. Beide platzierte ich zusammen in der Mitte des Grabes. Ich selbst setzte mich auf die Umrandung, blickte*

hinüber auf das Riff, das die Insel und ihre Bewohner schützte. Licht, überall Licht und flimmernde Hitze. Licht auf den Palmblättern. Licht, trotz Monsunzeit. Tanzendes Licht.

„Also Mama, sag, hättest du nun dein frühes Sterben verhindern können, wenn du gewollt hättest? Oder war es wirklich der ‚Herr über Leben und Tod', der dich, wie es in so vielen Anzeigen heißt, abberufen hat?" Er, der Herr, wer ist er? Wieder nahm ich Meister Eckhart zur Hand und las, er sei der ‚(...) dem stirbt nichts. Alle Dinge werden in ihm lebendig. Gott zerbricht niemals, dass er nicht ein Besseres gäbe.' Und an nochmals ganz anderer Stelle steht: ‚(...) in dem sogar der Tod ein Leben wird.'

Nachsinnend ging ich einige Schritte und gelangte zu Resten unserer ehemaligen Wohnstatt – kleine Pfeiler und ein verrosteter Wassertank. Und ich fragte: „Welches Bessere hast du erhalten, Mama?" War, was hier stand, Trost, Tröstung oder nur Behauptung? Sprach hier ein Wissender? … Wieder zurück, auf der Einfassung des Grabes sitzend, las ich weiter in der Reclam-Ausgabe: ‚Was ich wollte, das war ich, und was ich war, das wollte ich. Und stand ledig Gottes und aller Dinge. Darum bitte ich Gott, dass er mich Gottes quitt mache.' „Das ist wunderbar! Hörst du, Mama!" Diese Absage an einen knechtenden und entmündigenden Gotteswillen. Dieses unmittelbare Wissen um den einen Willen, um Einssein. Ein knechtender, andere versklavender Wille ist wohl nichts anderes als eine Ausgeburt von heillosem Gespaltensein in den Menschen selbst, und ein Ergebnis von dualem Denken. Es geht vielmehr darum, dass er seine Größe und königliche Freiheit verwirklicht, sein unmittelbares, wirkliches und unsterbliches Menschsein erfährt. Es geht darum, gemäß den Worten Meister Eckharts ‚Gott in Gott' zu sein. Dies zu sehen und darum zu wissen.

Berührt von ihrem Tagebuch-Eintrag steht sie auf, wandert umher im immer noch vom scheuen Morgenlicht durchfluteten Zimmer und stellt fest: Vermutlich war diese Sichtweise von der Kirche als anmaßend beurteilt worden. Das hatte wohl dazu geführt, dass Meister Eckhart von der Kirche verfolgt und nach Rom sozusagen abgeführt wurde. Ab da verloren sich ja seine Spuren gänzlich. Zum Glück für uns später Lebende hatte er beizeiten seine Schriften bei Freunden untergebracht – so blieben sie vor der Vernichtung durch die Zensur der ‚Bann-Bulle' der Kirche verschont. Wurde er umgebracht? Das ist bis heute eine offene Frage. Sie staunt. Jetzt, über 20 Jahre später, liest sie nochmals die Texte nach und bleibt bei folgender Stelle wie damals stehen: „Das muss ein gar kräftiges Leben sein, in dem sogar der Tod ein Leben wird." Der Tod ist, so versteht sie das, Diener des „gar kräftigen Lebens", sprich, des Ewigseins, der Todlosigkeit von jeher! Was sie damals atemberaubend erlebt hat, vertieft sich heute zu einer unfassbaren Gewissheit, die der menschlichen Natur und zugleich der Natur als solcher abgelauscht werden kann.

Unfassbar anbrechende Nacht

Kühles Graublau über den Dächern

Starrer Fassaden vor dem Fenster

Der Baum mit totgeglaubten Zweigen

Räkelt sich weiß schäumend

Im Schweigen der einfallenden Nacht

Bezeugend dass was stirbt

An sich selbst nur stirbt

Dass Leben ist nichts als Leben

Der Seelenvogel Phönix – Sinnbild für das durch den Tod sich erneuernde Leben – steigt vor ihrem inneren Auge aus der Asche. Des Weiteren stellt sich die Erinnerung der biblischen Geschichte von den drei Männern im Feuerofen ein, die nicht verbrennen, auch die von Daniel in der Löwengrube, der nicht zerrissen wird, und nicht zuletzt die vom Hirtenjungen David, der den Riesen Goliath bezwungen hat. Alle diese mythologischen Geschichten bezeugen doch die Quelle des unversehrbaren, unermesslichen Lebens. Selbst wenn sie versickert sein sollte, kann der Mensch sie zurückgewinnen. Jenseits von versklavenden Gotteskonstrukten oder religiösen Konstruktionen sind sie lebendiges Wissen jeder Seele. Der von Moses angeführte Auszug aus Ägypten beschwört geradezu die Befreiung aus der

Knechtung und Versklavung an mit dem Tod endende Schicksale, an Ängste, Käuflichkeit und fatale Gottesbilder.

Schluss mit dem Opfer-Ich!

Sie ahnt, nein, sie weiß, welch' wunderbare Freiheit sich auftut, wenn knechtende Gottes-Vorstellungen begraben werden. Wie zutiefst befreiendes Wissen, Gewahrsein des ‚Selbst', aus der Lähmung oder Vergessenheit wieder zur lebendigen Kraft werden im Hier und Jetzt – erlebt als glückseliges Dasein. Auch damals, auf ihrer Reise, war sie dafür hellhörig. Sie liest in ihrem Tagebuch:

> *Ich spürte die ganze Wucht einer Neuorientierung, beziehungsweise einer Umkehr in meinem Leben. Abkehr von jeglicher arroganten Lebensfeindlichkeit war angesagt. Schritte im Jetzt und Hier – unmittelbare und wache brachten mich zurück zur Quelle ...*

Der Eintrag ist hier zu Ende, aber sie erinnert sich, wie sie in der Tat das Leben einer lebendig Begrabenen geführt hatte – wie sie heute weiß – in Solidarität mit den geliebten und vermissten Toten. Sie erinnert auch, wie sie verzweifelt um Hilfe schrie, um sich davon zu befreien, wie sie in einer Supervisionsgruppe explosiv erst Schreie ausstieß, danach sich Laute Bahn brachen: „Bah, Baah, Baaah ..." Ein Ansturm von Tränen und wütendes Stampfen folgte, begleitet von „Nein, nein! Nein, so nicht weiterleben! So nicht!" Sie ist sich dieser damaligen Entladung bewusst, als sie sich ihr bis zur Grenze der Besinnungslosigkeit hingegeben hatte, und wie sich Stricke lösten. Wie sie dies nur als Anfang eines Weges erlebte und sich fragte, wer sie dann am Ende ihrer Befreiung sein würde. Ein weiteres Highlight einer sie neu gründenden Selbsterfahrung entwickelte sich dann – wenig später – entlang folgender Frage: „Werde ich eines Tages alle Identifizierungen mit Mamas Tod und den früh verstorbenen Geschwistern hinter mir gelassenen haben?“ Sie ging damals durch einen ihr sehr viel zumutenden Prozess. Es klopften hartnäckige ‚Solls‘ an: „Du sollst authentisch sein ...“ „Nein, nicht so ... Nein, ... besinne Dich auf Deine Herkunft ..., mach‘ keine Höhenflüge, Du wirst scheitern, abstürzen ... Du sollst bescheiden sein, Hochmut kommt vor dem Fall!“ Sie durchlebte eine Phase großer Zerrissenheit, zwischen radikalem Aufbegehren, tiefen Zweifeln und ängstlich getöntem Stillhalten, gepaart mit Selbstentwertung. Doch dann trug es sich zu, dass sie in einer Selbsterfahrungsgruppe aufgefordert wurde, all diese einverleibten ‚Solls‘ auszuspucken, so ihrer pulsierende Lebendigkeit grünes Licht zu geben, statt sie zu blockieren. „Spucke sie aus!“, wurde sie aufgefordert. Zunächst konnte sie nur wie gelähmt reagieren – still ihr Schicksal anklagend. Aber dann brach die Einsicht durch. Sie entdeckte, dass sie sich das alles letztendlich selbst antat und stellte damals abschließend betroffen und auch beschämt fest, wie oft sie das Opfer ihrer selbst geworden war. Opfer eines unwissentlich begangenen Selbstverrats, eines schleichenden Selbstmords. Dieses ganze mit Drahtseilen gut verschnürte Paket galt es nun zu öffnen, aufzusprengen. Im Übrigen, was hätte es geholfen, wenn sie andere für schuldig erklärt hätte? Sie wäre nur in der Anklage stecken geblieben. Und hatten sie – die ‚Anderen‘ – denn nicht das ihnen Mögliche getan? Nobody is perfect. Diese Redensart trägt dem Rechnung, dass wir uns nur allzu leicht vom Schicksal beeinträchtigen lassen, und sie dient uns, Nachsicht walten zu lassen.

Eine Reihe von B-Lautierungen und Worte, wie ‚bitte', ‚beben', ‚lieben', ‚leben', ‚gebären', ‚Geburt', kamen ihr zu Hilfe. Sie wiederholte, schrie und flüsterte diese, bis die Welle verebbte. Sie stand unvermutet im Offenen, auf einer Lichtung. Ihr Herz atmete auf. Doch eine zweite Welle ließ nicht lange auf sich warten. Ein ganz hartnäckiges ‚Soll' hatte sich nochmals eingeschlichen: „Benimm Dich, Du bist bei den Toten, sie zählen mehr als Dein Leben." Ohnmächtig kapitulierte sie. Wut, Trauer, Schmerz, Beschimpfung, alles zusammen tobte in ihr. Endlich brach es aus ihr heraus. Endlich – zu ihrer Überraschung wurde Erleichterung spürbar, es kehrte Ruhe ein – nicht, wie befürchtet, Verdammtsein. Sie erlebte, wie sich das Opfer-Ich verabschiedete – sich auflöste. Mitgefühl und Verstehen nahmen Platz in ihrem Inneren. Sie umarmte innerlich die Toten. Würdigte deren Lebensverzicht. Würdigte ihren eigenen, sie so oft quälenden Lebensverzicht und begriff, dass sie auf diese Weise mit ihnen, mit all den Toten in ihrer Familie, verbunden war, dass sie sie in diesem Verzicht liebte und zu ihnen gehörte. Wieder und wieder würdigte sie die Anstrengung und Hingabe aller.

Dann bat sie inniglich darum, leben zu dürfen und dennoch eine von ihnen zu sein. Um Freundlichkeit, wenn sie diese Art von Selbstmord nicht fortsetze. „Ja, liebe Mama", sagte sie damals am Grab. „Sei mir freundlich, wenn ich das ab heute nicht fortsetze. Du allermeist unter den vielen Toten meiner Sippe, lebst in mir. Freue Dich, bitte freue Dich, wenn ich aufblühe und das mir geschenkte Leben – soweit ich es erfassen und fassen kann – voll nehme." Nicht gekannte Selbstliebe durchströmt sie.

Erneut überrascht von sich selbst, von der Intensität ihrer Erinnerung, springt sie jetzt die Treppe hinunter in den Garten und sieht eine aufgesprungene Schwertlilie lila und blau leuchtend im abendlichen grauen Licht. Tränen. Ist sie selbst wirklich aufgeblüht? Sie spürt all die Jahre, die seit dem, seit dieser ganz anderen Reise, vergangen waren. Sie spürt, wie sie strauchelte und wieder aufgestanden war, zweifelte und wieder ins „Ja" zurückgefunden hatte. Ja! Leben! Leben voll, diese nimmermüde Sehnsucht hatte sie unentwegt begleitet. Gewiss, vieles ist inzwischen aufgeblüht. Allermeist ihr Berufsleben, in dem sie mit Leidenschaft aufgeht. Und in diesem Augenblick, als sie in die aufgeblühte Schwertlilie schaut, fängt unvermittelt das ‚Schlag-um-Schlag-Totengeläut' an. Eindringlich sind die die Dorfbewohner informierenden Glockenschläge über den Tod eines zur Dorfgemeinschaft Zugehörigen. Was wäre, wenn sie jetzt stürbe? Wäre es Aufbruch oder nur Verschwinden? Oder ist nicht immer beides zugleich das Leben – „Aufbruch im Verschwinden", wie es die ‚Herzensschrift'[5] von Michael Krüger so dicht und prägnant sagt?

Lebensskripte sind Glaubenssätze

Sechster Tag

Endlich erlauben ihr ein paar regenfreie Stunden, sich des Gartens zu erfreuen. Zu Mittag bereitet sie sich ein kleines Mahl. Und während sie ihre Gemüsesuppe – nach italienischer Art zubereitet – isst und sich als abschließende Gaumenfreude den feinsten Bergziegenkäse der Region

5 ‚Umstellung der Zeit', Suhrkamp Verlag 2013

genehmigt , ist sie mit Erinnerungen an Steven konfrontiert. Ihn hatte sie vor ihrer damaligen Reise hierher besucht, gönnte sich dies als Auftakt und machte eine Zwischenlandung auf Maui, Hawaii. Dass sie dies tat, erlebte sie damals als eine Bestätigung ihres Sieges über Ängstlichkeit und über ihr Zurückgezogensein, ihren aus der Verbindung mit den Toten für sie so selbstverständlichen Lebensverzicht. Glaubenssätze, wie ‚Überall lauern Tod und Untergang' oder ‚Gehe kein Risiko ein' und ‚Verführung durch das Weibliche ist Sünde' waren als sie steuernde Energien erkannt und dadurch außer Kraft gesetzt, wähnte sie. Sie würde sehen. Dies jetzt betrachtend, lässt sie die Erinnerungen und Tagebuch-Notizen zu Folgendem zusammenfließen:

Nachts kam ich auf dem Flughafen der Insel Maui an. Ich wollte drei Tage mit Steven, dem großen Tarotkenner, verbringen. Meisterhaft verstand er es, die Karten zu legen und Leute in bestimmten Situationen ihres Lebens zu beraten. Es war ein prickelndes Erlebnis, nach der ersten Nacht im kleinen Häuschen vom Rauschen der um sich schlagenden saphirfarbenen Riesenblätter der Bananenstauden, die wie Rockbahnen im Wind aufgewirbelt wurden, geweckt worden zu sein. Grün über grün, auch in Eukalyptus- und Mangobäumen, ungebrochene Lebendigkeit. Ein sinnliches Fest. Strahlendes Grün. Grün in allen Abstufungen. Glanz, kaum zu fassende Lichtfülle. Rufe exotischer Vögel steigerten die Wolllust der Natur. Oben auf dem ‚Haleakalã', dem Himmel um dessen Höhe näher, öffnete sich jede Pore, diese grenzenlose Schönheit aufzunehmen. Wohin ich auch blickte: Kraft, Stolz und Eigensinn. In dieser vollkommenen strahlenden Schöpfung war jeder Moment neu und einmalig. Hingerissen und zugleich in Fühlung mit meinem eigenen Stolz, Eigensinn und der pulsierenden Kraft fühlte ich mich unendlich frei und in Einklang mit mir selbst und meinem Leben.

Zurückgekommen vom Ausflug auf den Berg, schien durch Stevens allerliebstes mit Lichtlinien bewachsenes Fenster der große Stern. Schnell fiel die Dunkelheit ein. Innig verwoben tanzten Licht und Dunkelheit. Tod und Leben. Wir liebten uns, besser gesagt und stimmiger ausgedrückt, wir machten Liebe. Es war ganz okay. Eine Ich-Er-Beziehung mehr in meinem Leben. Jedoch das Echo auf erlebte orgasmische Trunkenheit hatte selbst hier auf Maui den schmerzlichen Ton von Ende, von Tod. Asche ist das, was übrig bleibt nach einem Brand. „Asche zu Asche, Staub zu Staub." Diese Aussagen, die in einem christlichen Beerdigungsritual nie fehlen, schienen das letzte Wort zu haben. Deprimierend war das. Nichtsdestoweniger war es aufregend, begehrt zu sein. Kosenamen fielen mir ein und dazu entsprechend erlebte Szenarien, Vögelchen, ‚splendida', ‚carissima', ‚du meine gute Fee', ‚Grazie', ‚Gazelle', ‚verträumte Hirschkuh', ‚lästiges Täubchen', ‚reißende Hyäne' und ‚zauberkundige Hekate'. Steven nannte mich „meine Wildgans". Wahrscheinlich, weil ich ihn in meine wilde Flugreise auf die Südsee eingeweiht hatte. Wolllust ja, stets aufs Neue, doch immer und immer wieder am Ende Asche. Und dazwischen?

Dazwischen immer wieder Selbstgespräche, die Fragen: „Welchen inneren Bildern oder Bedürfnissen folge ich hier wirklich? Habe ich mich je in einer Liebesbeziehung fallen lassen?“ Doch ja, es gab eine tiefe und große Liebe in ihrem Leben. Aber diese musste sie begraben, diese konnte nicht lange blühen. Wieder verstrickt mit Tod und Ende, verfiel sie damals in eine sie marternde Verzichtsagonie. Und um aus ihr rauszukommen, hieß sie – es ist lange her – einen neuen Verehrer willkommen. Sie teilte mit ihm den Blick auf Liebes- und Lebensformen. Mit ihm entwickelte sie Projekte, um diese zu verändern. Die brisant gestellte Frage beinhaltete damals die Option, den Blick zu schärfen und ein neues Verständnis zu wecken. Würde es möglich sein, das Streben nach Sicherheit so wahrzunehmen, dass es die Welt einte in neuer Humanität? Und zum Zweiten: Würde es möglich sein, Wirtschaftsformen und -führung in diesen Dienst zu stellen und eine neue Ethik zu begründen? „Humanes Wirtschaftsmanagement“ bezeichneten sie zusammen dieses Konzept. Er, der Mann, brachte seinen Beitrag exemplarisch ein, als Mensch, der er war. Getragen von Selbstwertschätzung und von fundiertem Wissen um Vorgehensweisen, die diese nährt, begegnete er ihr mit natürlicher Achtsamkeit. Die Wirklichkeit Menschsein hatte für ihn wie für sie Priorität. Der Mensch, so verstanden sie sich selbst, war nicht darauf reduziert, ein hoch entwickeltes, kontrollierbares und konditioniertes Säugetier zu sein, vielmehr nahmen sie sich wichtig in ihrem Wissen um Schönheit und Würde des Menschen. Sie liebten es, zu experimentieren und kreativ zu sein. Von Neuem herausgefordert, waren sie beide offen, dieses zu erfahren, zu erkunden, daraus zu lernen. Er war mit wirkungsvoller Präsenz anwesend. Sein wacher Geist erfasste die Zusammenhänge von Mensch und Umfeld präzise, und wo es zu handeln galt, packte er zu und tat es eilfertig. Etwas großspurig übten sie sich als Paar darin, was sie ‚vorurteilsfreies Gewahrsein' nannten und ‚Selbsterkenntnis in Aktion'. Wegen seiner Fähigkeit, Organisationsstrukturen schnell zu erfassen, war er als Berater, der es verstand, Potenziale und Ressourcen zu aktivieren und innovativ zu wirken, vielseitig gefragt.

Jetzt, rückblickend, erlebt sie sich in dieser damaligen Beziehung ermuntert, sich an Grenzen vorzuwagen, sich mit ihm als ihrem Gegenüber auf das, was damals mit dem Schlagwort „Sexuelle Befreiung" bezeichnet wurde, einzulassen. Sie gebrauchten dafür die Metapher ‚Süßwasser-Trinken' – „the bird which knows not of sweat water has its beak in salt water all the year." Entschieden bevorzugten sie Süßwasser! Und doch ging die Süße verloren. Nach knapp drei Jahren beherrschten Verlustängste, Besitzerklärungen, zu viel arbeitsmäßig bedingte Trennungszeiten und lähmende Unzufriedenheit die Beziehung. Sie trennten sich, wie man so sagt, im Guten. Doch: Wie war das möglich? Sie wussten doch, was hätte verändert werden können. Warum wurde es nicht umgesetzt?

Fallen – Herausfallen

Es schlägt fünf Uhr nachmittags. Die nahe Turmuhr holt sie ins Hier und Jetzt zurück. Zurück zu ihrem Steinhaus, auf die Sitzbank, auf der sie gerade sitzt. Unsere Lebenszeit, so stellt sie nunmehr gedankenversunken fest, spielt sich zwischen Tod und Geburt oder Geburt und Tod ab. Beides stimmt. Das Mysterium der Geburt ist das in ihr verborgene Sterben, Verschwinden, und das Mysterium des Todes ist der darin verborgene Aufbruch. Und dazwischen? In der Zwischenzeit reifen wir zu Männern und Frauen heran.

Werden sozusagen erwachsen. Und als Erwachsene lieben wir, hassen wir, sind wir eifersüchtig, verletzen uns, fördern oder behindern uns, brauchen uns gegenseitig, und vielleicht missbrauchen oder beschenken wir uns auch. Aber letztlich, trotz ekstatischer Momente, ist Sterbliches gesät und Tod, Ende wird geerntet. Liebe? Hat sie geliebt? Die gewaltige, die ‚Große Liebe'? Hat sie da standgehalten? Hat sie sich paradoxerweise fallen, verfallen oder gar verunfallen lassen? Nichts scheint so heikel zu sein, wie die Spiegelbilder ihrer selbst unter dem Aspekt von Ewigsein anzuschauen. Sie zögert. Ist dazu überhaupt ein Raum und Rahmen gegeben – hier, in der verbleibenden Zeit ihrer so kurzen Anwesenheit an diesem Ort? Wiederum darf die Erfahrung ihres Ewigseins als die Quintessenz ihrer Reise überhaupt nicht fehlen. Und diese Erfahrung ist im Wesen beglückende Liebesbewegung, die befreit und sie befreit hat von der Verhaftung an den traumatisch erlebten Tod ihrer Mutter, als sie noch kein ganzes Jahr alt war, befreit von einem Leben, das zu wenig tot ist, um zu sterben, und zu viel tot ist, um zu leben.

Seit dieser Befreiung ist die für sie essenzielle Frage auf den Kopf gestellt. Hat sie vordem geheißen: „Gibt es überhaupt erlösende Glückseligkeit?", dann lautet sie jetzt: „Wie kommt es, dass wir Menschen sie verlieren oder aus ihr herausfallen?" Natürlich meldet sich jetzt die Geschichte vom Sündenfall. Erst einmal tief durchatmen, fordert sie sich auf, bevor altbekannte Klischees von Be- und Abwertungen der erotischen Liebe sich gegenseitig aufrufen. Überflüssig, diese hinreichend bekannten Sätze neu zu formulieren. Unmerklich schüttelt sie den Kopf. Doch eine weitere Frage fasziniert sie: „Fallen wir Menschen aus unserem Ewigsein durch Tod bringendes selbstbestimmtes Sein-Wollen?" Ist es das Streben nach und die Konstruktion von Autonomie, das das Einssein aufbricht, besser gesagt, auf- bzw. abspaltet? Dieses verlangt doch, nach eigenen Maßstäben leben zu wollen. Ewig gültige, von einem Schöpfergott vorgegebene Richtlinien werden verabschiedet. Stürzt der Mensch dadurch in die Zeitlichkeit ab? Und rückt dann ins Zentrum seines Selbstverständnisses die Möglichkeit, sich selbst erfinden zu können und dies auch zu wollen?

Heutzutage hört sie allenthalben oft und sehr selbstverständlich die Rede, dass sich jemand ‚neu erfunden' habe. Weit entfernt von Vorbestimmung, wie das einst religiöse und gläubige Menschen vertreten haben, erfindet der Mensch sich heutzutage ‚neu'. In der jüdisch-christlichen Tradition kennt sie die oben schon erwähnte Geschichte vom Sündenfall[6], in der die Schlange verführerisch sagt: „Esst davon! Esst von dem Baum, nehmt von dessen Früchten (…)" Sie weiß, es ist der Apfel, der genommen wird, genau das, was „ihr nicht essen sollt", denn wenn er isst, der Mensch, wird er sein „wie Gott". Und wie Gott zu sein, heißt in diesem Kontext, Schöpfer zu sein, die Allmacht zu haben, die Welt aus Nichts zu erschaffen, die Menschen, sich selbst ... Das wollten sie – Eva und Adam – und das wollen alle: sie und alle anderen, ohne Ausnahme. Der Mensch aß vom Baum der Erkenntnis und einverleibte sich die Zeitlichkeit. Sterben war also die Folge des Essens der Frucht „vom Baume, der gar lieblich anzusehen" – hier und jetzt. Da wurden – und werden noch – die Augen des Menschen aufgetan und er sah – sieht – seine eigene Nacktheit ..., glückseliges Einssein war – ist – radikal zu seinem Ende gekommen. Was sie jetzt überrascht, ist, dass dieses

6 1. Moses 3:1-23

Sich-neu-Erfinden, dieses Sich-neu-Erschaffen keineswegs ein Novum ist. Es ist von Anfang an – zumindest seit der in der Bibel dargestellten ‚Erschaffung des Menschen' Teil des ‚Sündenfall'-Dramas. Es darf nicht außer Acht geraten, dass dieser Fall als solcher, der historisierend in ein ‚Damals' befördert wird, keineswegs einer bestimmten Zeitepoche zuzuordnen ist. Die Schlange ist von Anfang an im Paradies. Es scheint, dass sie nur einen günstigen Moment abzuwarten hatte, um ihre Verführungskünste bei Frau und Mann wirksam einsetzen zu können ..., heute wie damals.

Während sie weitersinnt, merkt sie, wie wichtig es ist, diesem kriechenden und sich windenden listigen Tier auf die Spur zu kommen. Dafür lohnt es sich noch einmal die Redewendung anzuschauen: „(...) ihr werdet sein wie Gott." In diesem ‚Wie' wird Gott unmerklich zu einer Vorstellung und ist als Vorstellung nicht mehr Gott, der als das Eine alles ist. Unmerklich geschieht das. Es wird durch dieses ‚Wie' Tür und Tor geöffnet für Projektionen, die ganz unbemerkt die Unterscheidung zwischen der Wirklichkeit und des nur auf eine entsprechende Leinwand projizierten Bildes dieser Wirklichkeit verschleiern. Genau das passiert, sie sieht es ganz klar: Es ist so, wie einen Film anzuschauen, der den Zuschauer in den Bann zu nehmen vermag. Er wird sich mit dem, was er da sieht, gleichzeitig identifizieren. Und das, was er sieht, hält er für Wirklichkeit. Erschüttert von dem, was ihr da einleuchtet – ob der Brisanz, die es hat –, wagt sie es, weiterhin tiefer zu verstehen, dass diese haarfeine listige Verführung der Schlange der eigene Intellekt zuwege bringt. In seinem Gefolge, wie ein Zwillingsbruder, wirkt der Wille als Streben nach Autonomie mit. Und der ‚Fall' nimmt seinen Fortgang – nicht etwa in Schuldzuweisungen, die, um sie wegzukriegen, immer mit Heuchelei gepaart sind. Nein, von Schuld ist keine Rede. Nur Konsequenzen werden aufgezeigt: Die in Liebe glückselig erlebte Einheit des Ewigseins spaltet sich auf in Gott und Mensch, der sein will wie Gott. Dieses ‚Wie' vertreibt ihn aus dem Paradies. Verlorenes Ganzsein bringt mit sich, dass die Nacktheit und deren Endlichkeit gesehen wird. Und nicht nur das. Sie schließt für einen Moment die Augen, um es ganz in sich zu fühlen: „Bin ich sterblich, zerfalle ich als mit meinem sterblichen Körper Identifizierte in subatomare Bestandteile ..." Nun sieht sie, dass weshalb und in welchem Ausmaß es gilt, mit den Schrecken, der Todesangst und Sinnlosigkeit fertigzuwerden. Das ist das Dilemma, das Drama des Menschseins, und ist gleichzeitig Antrieb für eine die Erlösung suchende Jagd nach Liebe und Glückseligkeit – ja, für die wahnwitzigen Anstrengungen, die Welt wissenschaftlich zu erforschen bzw. zu erschaffen, für jedes Streben überhaupt, Wissen davon zu erlangen, was gut und böse, wahr und falsch ist, für die spirituellen Versuche, zurückzufinden und erleuchtet zu werden, und, wenn das nicht möglich ist, wenigstens Trost zu erhalten.

Marcel Proust meldet sich in ihr ganz plötzlich. Er hatte sich diesem Drama gestellt in seinem Roman ‚Auf der Suche nach der verlorenen Zeit'. Er war motiviert durch seine eigens zu bewältigende Hinfälligkeit, die er erlebt hatte wie ein mehr und mehr leises Verlöschen. Am Ende dieses Romans sagt er: „Ich aber behaupte, das grausame Gesetz der Kunst besteht darin, dass die Wesen sterben und damit alle Leiden bis auf den Grund ausschöpfen, damit das Gras nicht des Vergessens, sondern des ewigen Lebens sprießt, der derbe, harte Rasen fruchtbarer

Werke, auf dem künftige Generationen heiter, ohne Sorge um die, die darunter schlafen, ihr ‚Frühstück im Grünen' abhalten werden."[7] Wie berührend ist diese Aussage als Ergebnis eines Ringens, Verlorenes zurückzugewinnen … als Lebenskünstler, der er war. Nun ihren Gedanken ganz freien Lauf gewährend, hält sie in ihren Notizen fest, was sie gerade so tief nachempfindet. Verblendet, verführt durch die Schlange, frönt der Mensch durch Identifizierung seinem Körper-Ich. In der Überzeugung, sterblich und nur das zu sein, versucht er – um diesem Elend zu entwachsen – Gebäude zu erstellen, Theoriemodelle hervorzubringen, welche, wenn schon nicht aus Sterblichkeit befreien, so doch zumindest von dieser radikal ablenken sollen. Außerdem soll ein unermüdliches Marketing dafür sorgen, mit als unüberbietbar angepriesenen Produkten, wie Wellness-Angeboten, den Horror des körperlichen Verfalls nicht nur zu verschleiern, sondern sogar als besiegbar zu deklarieren. Hilft auch diese zusätzliche Möglichkeit, das Dem-Tod-verfallen-Sein zu vertreiben nicht, dröhnt sich mancher schlicht zu mit Aktivitäten. Als Workaholic-Erkrankter steht er dann an in der Schlange der Burn-out-Kandidaten. Das ist die recht trostlose Kehrseite enormer Glück verheißender Anstrengungen, die der so schillernde und listige Intellekt dem menschlich Fragenden einzureden vermag.

7 ‚Die wiedergefundene Zeit', Fischer Taschenbuch Verlag 2011

Die Liebe – eine Falle?

Es ist bereits spät am Tag. Erfrischt durch eine steinige Gartenarbeit – auch während des Regens – setzt sie sich wieder an den Schreibtisch. Trotz großer Scheu traut sie sich, eine ganz andere, sehr wunderbare Wirklichkeit ein wenig zu beleuchten: die Liebe. Ist sie denn überhaupt – noch – wunderbar? Ist sie nicht vertrieben, verunfallt, gerade zerfallend – vielleicht ihres Glanzes schon völlig beraubt? Wird Liebe heute doch weitgehend als allgegenwärtiges Liebe-machen-Können, als eine aller Innerlichkeit beraubte, nackte Reiz-Reaktions-Verschränkung eines chemisch-hormonellen Prozesses überall praktiziert – frei, eigentlich beliebig, als Ausdruck der Norm von Autonomie. Die einmal als göttlich erlebte, nach Ewigkeit verlangende Lust, wie sie die ‚Minnesänger' in aufopfernder und quasi religiöser Hingabe an die unerreichbar Angebetete in Szene setzten, wird in Quickies, freizeitfüllenden wie auch entspannungsspendenden und stressreduzierenden Sex-Eskapaden abgeführt. Die Akkumulation von Gelegenheit dazu wird über Länder und Meere hinweg per Skype, Chats, SMS allzeitlich und allräumlich vergrößert. Nicht nur als Ware käuflich, sondern auch emotional manipulierbar scheint der Eros, der einst als ‚Liebesgott' Besungene, geworden zu sein. Ist Porno der verunfallte im Todeskampf sich befindende Eros? Die Zeiten, in denen, wenn schon Sex vor der Ehe vollzogen wurde, dann doch die Eheschließung zu folgen hatte, gehören der Vergangenheit an. Damals galt es – es war zur Norm erklärt –, dem Begehren in Treue zu dem Einen, der Einen, möglichst nicht zügellos stattzugeben. Heute ist Beliebigkeit, zu tun, was gefällt, die erklärte Norm. Nachhaltig beglückend scheint allerdings das Praktizierte, gemessen an den Trennungs- und Scheidungsquoten, nicht zu sein. Auch die Potenz steigernden Mittel helfen da nicht weiter. Zwar erleben Mann und Frau den Orgasmus – vielleicht sogar den vergötterten gemeinsamen –, dennoch gehen sie häufig wieder auseinander. Fun versprechende Lebensabschnittspartner sind doch in Menge verfügbar. Als ‚Partner auf Zeit' erübrigt sich das Werben um den anderen. Nähe braucht nicht gesucht zu werden, denn sie scheint überall gegeben zu sein. Der andere wird in seiner Andersartigkeit gar nicht mehr wahrgenommen. Ein Internet-Dating genügt, und die machbare Befriedigung ruft das Objekt herbei. Zum Lustobjekt degradiert, nimmt jemand vielleicht Zuflucht zu Pornografie. Diese, jeglichen Geheimnisses und Zaubers beraubt, von vorgenommener Profanisierung der Sexualität ganz zu schweigen, stellt Nacktheit als Ware aus. Mag diese Einstellung und Haltung auch unvermeidlich gewesen sein und damit zusammenhängen, dass zu viel Heuchelei und Unterdrückung im Namen eines tugendsamen oder sogenannten gottesfürchtigen Lebens das Pendel in die Gegenrichtung getrieben hat, so fällt summa summarum auf, dass sich so verstandene und praktizierte Liebe und Sexualität ihr eigenes Grab schaufeln. Erstaunlich ist diese Entwicklung, die sich derzeit konsequenterweise vollzieht, stellt sie ernüchtert fest.

To fall in love

‚Verfallen', ‚verunfallen', ‚fallen' – diese drei Worte melden sich noch einmal. Der Sexualität verfallen und infolge dessen verunfallt, tödlich oder auch nur schwerstbehindert, suchen viele Trost in Romanen, Filmen, Theater, Religion ... Der Pferdefuß der beschworenen autonom bestimmten Beliebigkeit zeigt sich in seiner Wirkung als Ermüdung und Erschöpfung in Burn-out-Erkrankungen – auch und gerade in Sachen Liebe. Vielleicht wird, dort angekommen, schlicht einmal innegehalten. Wagemutig, denn sich außerhalb des sich unerhört beschleunigenden Mainstreams zu bewegen, erfordert den Mut, dem Alleinsein und der Einsamkeit zu begegnen – und beides zu ertragen. Sie weiß darum und lässt sich nun einladen, was in englischer Sprache akzentuiert ist, auszuloten. To fall in love – zu deutsch heißt das laut Wörterbuch ‚sich verlieben'. Aus ihrer Sichtweise und ihrem Erleben schwingt mehr mit. Wie es ihrer Art entspricht, Verständnis zu finden, lässt sie sich auch jetzt von der auftauchenden Frage leiten: „Könnte wirkliches Lieben Ähnlichkeit haben mit ‚In-Schlaf-Fallen'?" Das seltsame Phänomen ‚Schlaf' transportiert doch tatsächlich in eine Wirklichkeit, die sich von der des sogenannten Wachseins im Außen gänzlich unterscheidet. Im Schlaf – präziser, im Tiefschlaf – ist das Tagesbewusstsein eingeschlafen. Absichten und Denkprozesse, auch Vorstellungen, Wertungen, moralische Urteile – all das ist inaktiv. Leisten und Machen sowieso. Der Mensch tritt in Verbindung, in eine Art Dialog, mit der vom Tagesbewusstsein ausgeklammerten Wirklichkeit, in der er nicht einmal mehr per Träumen reflektiert, wer er ist. Und doch geht er als der, der er ist, darin nicht verloren. Sie staunt. Diese Tatsache wirft nicht nur ein Licht auf die Grenze des für die ‚Seins'-Erfahrung maßgeblichen Bewusstseins, vielmehr lässt sie den Schluss zu, dass das Sein aus einer viel tieferen Wurzel oder Quelle als der des Bewusstseins lebt. Nämlich aus einem nicht einmal mehr auszudenkenden oder zu träumenden Sein. Sein als Sein, indem der Mensch einfach ist, gipfelt in der Erfahrung: „Ich bin ‚DAS', was ich war, bevor ich wurde, was ich sein werde." Sie fragt sich, ob das noch zu verstehen ist. Es ist jedenfalls der Versuch, die Erfahrung ihres Ewigseins im Hier und Jetzt mit Worten auszudrücken. ‚In Liebe fallen' könnte also – ähnlich dem Schlafgeschehen – ein absichtsloses Sich-fallen-Lassen in die Liebe sein, ein Einsinken als Voraussetzung für ein Sich-Öffnen und In-Kontakt-Kommen mit der Wirklichkeit, die sie ist. Sie lässt jene hinter sich, die sie denkend konstruiert, dann analysiert und als Ergebnis davon als Realität meist zu ernst nimmt. Die Wirklichkeit ist von listigen Schlangen konstruiert. Im Schlaf löst sich das auf. Sie befindet sich mit ihrem ‚Ich' in einer Art Auflösung in ein ‚Nichts' und fällt dadurch sich selbst anheim – nackt und bloß, ledig allen Denkens, Tun und Machens, aller Konditionierung, Domestizierung und Identifizierung. Aufgewacht, sagt sie dann: „Wie himmlisch habe ich geschlafen", und ist erquickt, wie neu geboren.

Da ist es wieder, dieses ‚Ich', das sich hin- und sogar aufgeben kann, sozusagen durchs ‚Nichts' geht und gerade darin findet, was bleibt – fraglos ist – ohne Wenn und Aber. In ihr leuchtet hell die Bibelstelle auf: „Es ist leichter, dass ein Kamel durch ein Nadelöhr kommt als ein Reicher ins Himmelreich."[8] Der drastische Vergleich lässt sie fragend aufhorchen: Von welcher Art Reichsein ist hier die Rede? Reich an Sorgen, Meinungen, Theorien, Besserwisserei, Gebrauchsanweisungen und auch Strategien, wie zu mehr Geld, Verdienst zu kommen ist? Dass all dies auch noch des Nachts umtreibt, erklärt, dass in der Konsumgesellschaft jeder Dritte an Schlafstörungen leidet – eben nicht sorglos und lächelnd in den Schlaf fällt? „Wir schlafen zusammen", sagen die Liebenden. Dieses Liebesgeschehen umschreibt sich mit der Kurzformel als ‚To fall in love'. Etwas elaborierter ausgedrückt, hört es sich in den Worten von Alain

8 Markus 10:25

Badiou so an: „Doch dass Ewigkeit gerade in der Zeit des Lebens existieren kann, das beweist die Liebe, deren Wesen die Treue in dem Sinne ist, den ich diesem Wort gebe. Im Grunde das Glück! Ja, das Liebesglück ist der Beweis, dass die Zeit die Ewigkeit aufnehmen kann.“[9]

Wunderschön ausgedrückt ist das, findet sie mit einem milden Lächeln, und empfindet die Innigkeit dieser Textpassage. Sie stammt nicht aus der Zeit des von Glaubenskraft durchdrungenen Mittelalters. Nein, das Gespräch, dem sie entnommen ist, wurde in Wien 2011 mit Nicolas Truong geführt und dann veröffentlicht. Allerdings hätte sie erwidert – wäre sie seine Gesprächspartnerin gewesen –, es sei das Gewahrsein des Ewigen im Zeitlichen, welches Garant ist für das dauerhafte Liebesglück. Liebende sind immer schon Ewige. Sie tauchen durch das ‚Nichts‘ hindurch. Ohne dies zu vollziehen, ist keine Ewigkeit, die in der Zeit des Lebens erfahrbar wäre. Ihre Erfahrbarkeit ist aber doch das ‚A und O‘ im Leben. Und erfahren wir nicht als Liebende im Durchwandern des Zeitlichen Ewiges? Das Zeitliche sinkt dann zurück ins Ewige.

Ihr bis heute wichtigster Traum meldet sich noch einmal, vielleicht auch als Hinweis, dass sie nicht ausschließlich im traumlosen, sich in der fließenden Zeit ereignenden Tiefschlaf oder im Liebesglück aus der Quelle ihres Ewigseins trinkt. Sie befragt sich selbst: „Lag nicht ‚ich‘ in meinem Traum als das weggeworfene Kind, als das ich mich erlebt habe, unversehrt und allerschönst auf tiefstem Seegrund – auf dem bleibenden, unveränderlichen tiefsten Grund?“ Des in Stille und Licht liegenden Kindes ansichtig

9 ‚Lob der Liebe‘, Passagen Verlag 2012

geworden – mit Hilfe des Dreizack-Gottes Poseidon –, konnte sie es nicht liegen lassen, hob es auf und brachte sie beide, sich und das unsterbliche, unverwüstliche Kind in ihren Armen haltend, zurück ins Tageslicht, wo es zu sterben begann, sich in die zu verwandeln begann, als die sie sich damals definierte, fühlte und erlebte: grau … dahinsterbend …, wogegen auch die Mund-zu-Mund-Beatmung nichts ausrichten konnte. Der Traum, stellt sie jetzt fest, bestätigt die Einsicht, dass auf dem tiefsten Grund, auf dem sich nicht einmal mehr Träume abspielen, Unverwelkliches ist, nicht Zeitgebundenes, sondern vielmehr immer gegenwärtig Ewiges. Darin tauchte sie ein und durch die Wasser der Zeit hindurch bis zum Grund, im Traum wurde sie in die Stille des unverwüstlichen Ewigseins geführt – und zum unverwüstlichen Kind.

In spirituellen Kreisen ist viel vom ‚Ich-Tod' die Rede, der stattzufinden habe, wolle man erfahren, wer man wirklich ist – dieses *Tat-twam-asi,* Du-bist-das. Sie erlebt es als ein Durchtauchen durch die messbare Zeit, ein ‚In-das-Nichts-Fallen' …

Sich erfinden

Doch im Moment hat sie noch etwas im Hinblick auf das ‚Ich'-Mysterium zu klären: Das im Kontext von Autonomie aufgekommene ‚Sich'-Erfinden wirft die Frage auf, ob es eine Art von Ich-Vielfalt wirklich gibt. In ihrer Antwortsuche stößt sie zunächst auf Rollen-Vielfalt, die alle Menschen zu bewerkstelligen haben. Auch auf die Möglichkeit von Nachahmung als einem ‚So-tun-als-ob', wenn das ‚Ich' als Frau beispielsweise die hinreißende und zugleich unnahbare Schöne wäre und als Mann das Biest. Sich zu erfinden, das geht tiefer, spürt sie. Es stellt sie zunächst vor ein

‚Nichts', woraus wirklich Schöpferisches aufsteigen kann. Dies erfordert Mut zum Abschied von Gewohntem. Sich zu erfinden ist mit dem Risiko verknüpft, bislang gelebte Kontakte, Beziehungen, ein herrschendes Selbst-Verständnis oder auch Imagepflege – ein Leben in gefälligen Maskeraden – aufzugeben. Zugespitzt ist es der Mut oder die Mutwilligkeit, sich aufzugeben, falls das überhaupt geht, um für die Angebetete oder den Angebeteten der zu sein, den sie oder er verlangt, um erhört zu werden. Und das ist heute zeitgemäß. Der Verstand, der Intellekt, die Schlange, nicht faul und auf Verführung aus, schlängelt sich, windet sich, und rückt mit immer neuen Überzeugungen und Vorstellungen im wahrsten Sinne des Wortes dem Menschen zu Leibe: Schönheits-Chirurgen haben jede Menge zu tun, aus einem sich als Frosch Wähnenden einen Prinzen zu machen, und aus einer sich als hässlich Abgestempelten eine Schönheitskönigin zu kreieren. Vorlagen, sprich durch Medien gesteuerte Models, gibt es jede Menge. Das Coaching tut das seine dazu – und schon ist die Erfindung geglückt: Mann oder Frau ist neu erfunden.

Doch welcher Not entspringt ein derartig fieberhaftes Tun und Machen? Ist man angetrieben, verführt, eine ganz andere oder ein ganz anderer zu sein, als der oder die man ist, weil das Wissen darum, wer man wirklich ist, bis zur Unkenntlichkeit verschleiert und umwölkt ist? Hat es je jemand gewusst? Gilt es, das Bewusstsein zu trainieren? Und öffnet untrainiertes Selbstbewusstsein nicht unter Umständen Tür und Tor für unzählige Selbsterfindungen, die dann als Identifikationsmöglichkeiten einem unter Umständen sich mit sich selbst nicht mehr auskennenden ‚Ich' beispringen? So, dass auf diese Weise verhütet wird, in Persönlichkeitsanteile zu zerfallen, die nichts mehr voneinander wissen? Ein nicht ungefährliches Spiel ist das, sich aus Vorstellungen und Vergleichen zu konstruieren …

Draußen wartet bereits die Dämmerung. Während sie eine Kerze anzündet und eine Wolldecke holt, um einer Verkühlung vorzubeugen, wandern ihre Gedanken zu Fernando Pessoa[10]. Er treibt die Möglichkeit der Ich-Erfindung mit der ihn charakterisierenden, von Überdruss geprägten Gleichgültigkeit auf die Spitze: „Ich bin eine Romangestalt geworden, ein gelesenes Leben. (...) Durch mein beständiges Mich-Denken bin ich meine Gedanken geworden, nicht aber ich selbst. (...) Ich habe mich ausgelotet und das Lot fallen gelassen; und nun frage ich mich Tag für Tag, ob ich tief bin oder nicht, und habe als einziges Lot nur mehr meinen Blick, der mir klar auf schwarzem Grund im Spiegel eines tiefen Brunnens mein Gesicht zeigt, das mich, es betrachtend, betrachtet." Nach weiteren äußerst präzisen Wahrnehmungen kommt er zu der Erkenntnis: „Die Fiktion folgt mir wie mein Schatten. Und ich möchte nur noch schlafen (...) Immer, wenn ich die alte Treppe hinabstieg, insbesondere auf den Felsstufen unter meinen Füßen, verließ ich meine Existenz und fand mich." Als wen fand er sich? Die vorweggenommene Antwort ist, als Schiffbrüchiger: „Am Strand dann still bis auf die Wellen und den Wind, der hoch oben vorbeizog, wie ein nicht vorhandenes Flugzeug, gab ich mich Träumen neuer Art hin – Nebelhaftes, Zartes, Wundersames, einen tiefen Eindruck hinterlassend, ohne Bilder, ohne Emotionen, rein wie Himmel und Wasser, widerhallend wie sich ausbreitende Strudel im Meer, das sich aufbäumt vom Grund einer großen Wahrheit (...) in sich alle Brandungen vereinend, alle Rückkehr zur ursprünglichen Freiheit, alle Sehnsucht nach Göttlichem,

10 ‚Das Buch der Unruhe' (S. 214-220) Fischer Taschenbuchverlag 2011

alle Erinnerung, wie jene eine – unbestimmt und schmerzlos oder glücklich, weil sie gut war oder anders – an einen früheren Zustand, ein Sehnsuchtsleib mit einer Seele aus Schaum, Ruhe, Tod, dieses Alles oder dieses Nichts, das jene Insel der Schiffbrüchigen umgibt, die das Leben ist." Eine große Hymne des Gleichwohl. Nicht allen ist sie zu singen gegeben. Jedoch lauert allenthalben die Entsetzen einjagende Frage des vollendeten Narren und Meisters Mulla Nasrudin, so geäußert: „Aber – wenn du ich bist – wer, um Gottes willen, bin denn ich?"[11]

Dahinter dieses eine ‚Ich'

„Wer bin ich denn in diesem Moment?", fragt sie sich selbst. Die Schreibende, ist die Antwort. Zugleich ist sie eine auf ein Phänomen ihrer Zeit Schauende, die viele Fragen aufwirft. Als Draufschauende wird sie sich überhaupt erst dieser verschiedenen ‚Ich'-Aspekte gewahr, ihrer Identität als Garant dafür, dass trotz möglicher Vielfalt von So- und Anders-sein-Können sie Dieselbige ist. Ist das ein Beweis, dass es in allen ein nicht manipulierbares wissendes ‚Ich' in der Tiefe gibt, das ist? Zumindest könnte dies eine spannende Entdeckung sein. Und sie schlussfolgert, dass wohl darum niemand im Tiefschlaf sich verloren gehen kann. Diese geheimnisvolle Größe eines ‚Selbst', das bei aller vordergründigen Veränderung ist, ist selbst leer wie der Spiegel oder die Leinwand, in dem oder auf der die vielfältigsten Schauspieler-Ichs sich austoben, welche ohne Spiegel oder Leinwand jedoch gar nicht zu sehen wären. Es ist also eine Frage des Gewahrseins, wer oder was in den Blick kommt.

11 Idries Shah, ‚Die fabelhaften Heldentaten des vollendeten Narren und Meisters Mulla Nasrudin', Herder Verlag 1984

Hinter diesen ‚Rollen-Ichs' das eine unveränderliche unsterbliche ‚Ich' als ‚Selbst' zu bezeichnen, ist deshalb sinnvoll, da es den Hintergrund vom Vordergrund des ‚Ich'-Seins unterscheidet. Die, die sie wirklich ist, ist zu unterscheiden von den relativen Erscheinungsformen als Ergebnis (u. a.) von Identifizierung. Doch üblicherweise vermischt der Mensch beides, was es aber gälte, in seiner Unterschiedlichkeit zu sehen. Nur allzu leicht entsteht Verwirrung. Nur allzu leicht glaubt man, ein beliebiges, jederzeit ersetzbares Produkt zu sein, das sich beliebig erfinden kann und sich neu erfindet, wenn das existenzielle Umfeld wieder einmal nach einer neuen Spielart von Präsentation verlangt. Und lebt sich's nicht vielfach so? Doch leider wechselt das erst einmal spannende Szenario und wird unmerklich ein Schreckensszenario, in dem zu Robotern verstümmelte Menschen ersetzbar sind und von Angst getrieben sich an Beweisführungen versklaven, die Besten sein zu müssen. Es ist also ratsam, in Bewegung mit sich zu sein, mit Identifikation spielerisch umzugehen, so, wie Schauspieler dies tun. So gesehen, kann die Bühne, die Leinwand und der Spiegel jeweils als Hintergrund verstanden werden für all die Szenarien vorübergehender Spielformen und Erfindungen von ‚Ichs'. Hinter den Erscheinungsformen dieser ‚Ichs' ist das königliche ‚Selbst' das eigentliche ‚ICH' hinter den Ichs. Oder ist auch dies nur eine Fiktion? Eine Fluchtmöglichkeit für die mit ihrer Nichtigkeit allein gelassene Seele?

Eine Weile sitzt sie still im Sessel und atmet diese Frage ein und aus. Flucht oder Einsicht? Fiktion oder Wahrheit. Das undurchdringlich scheinende Dickicht und die elektrisierendste Herausforderung überhaupt ist das ‚Selbst'-Sein, und Henry Miller schildert es als „eine große Sache."[12] Diese nur allzu leicht missverständliche Aussage hat mit narzisstisch getönter oder egozentrischer Selbstverteidigung nichts zu tun, wie beispielsweise in folgender Äußerung: „Ich bin nun mal großartig, finde dich damit ab!" Nein, ‚Selbst'-Sein ist die große erfahrbare Wirklichkeit, die der Mensch ist. Wie oft saß sie – wie sie sich jetzt erinnert und fast zärtlich dort hinüberschaut – auf der Orgelbank. Da erlebte sie Großes, ließ sich hineinfallen in das eine oder andere Orgelwerk von Johann Sebastian Bach – in die der Ewigkeit abgelauschten Musik.

Fraglos war sie da in Kontakt mit glückseligem Ewigsein, mindestens solange diese Musik in ihr und sie in dieser war. Selbst ihr Forttönen in ihr ließ Glückseliges fortdauern. Und fraglos ist dies das Charakteristikum einer Liebesbeziehung, in der sich die einander Hingebenden an sich selbst zurückgeben mit immer wieder neuer Gewissheit, einander anzugehören in alle Ewigkeit. Es ist das Wesen ultimativer Glückseligkeit, dauerhaft zu sein. Doch wie ist dies zu bewerkstelligen? Ist es überhaupt zu bewerkstelligen? Das ist eine neue Frage. Dass Liebe zu machen, nicht des Rätsels Lösung ist, nichtsdestotrotz oft dafür herhalten soll, zeigt ihr die Verlegenheit, in die alle kommen, wenn sie sich profund der Sehnsucht nach Glückseligkeit zuwenden. Meister Eckhart spricht in diesem Zusammenhang vom „ringenden Hirndurchbruch", der in Glückseligkeit transportiert. Führt die obige Frage – einmal auf den Kopf gestellt – weiter? Wenn mangellose Glückseligkeit die wahre Natur ist, wie ist es dann möglich, dass sie verloren gehen kann, dass irgendwer aus ihr herausfallen kann? Die Bibel – nochmals auf sie rekurriert – spricht in

---

12 ‚Das Lächeln am Fuße der Leiter' Rowohlt Verlag 1994

diesem Sinne vom ‚Sündenfall', der dem menschlichen, sich wie die Schlange windenden Intellekt zuzuschreiben ist. Dieser nämlich verführt zu Gotteskonstruktionen und, abgeleitet davon, zu der Behauptung, dass der Mensch autonom sei – wie Gott. Mit diesem ‚Wie' verfestigen sich Vorstellungen von Gottes Allmacht und auch entsprechend von der eigenen Autonomie. Maßstäbe werden gezimmert, um ermessen zu können, was Glück sei. Wenn es nicht so läuft, wie vorgestellt, wird der Konstrukteur gewalttätig – gegen selbst sich, gegen den Partner, gegenüber dem Leben als solches. Schon die Kleinsten behaupten sich in dieser Weise, noch bevor sie von sich als ‚Ich' sprechen: „Peter selber machen! Mit welcher Wucht fordern sie dies oft ein, stellen ihre Eltern vor Probleme, die, die Gefahr einschätzend, oft nicht zulassen können, was vehement eingefordert wird. Fatale Kämpfe und Schreiereien sind trotz Klugheit nicht immer vermeidbar.

Gewohnt, sich selbst – seltsamerweise, obwohl um die eigene Begrenzung wissend – zum Maßstab zu machen, verfehlen ‚selbst gemachte' Ersatzbefriedigungen und Allmachtsvorstellungen nur allzu oft, was wirklich fehlt. Zur Ablenkung vom Unglücklichsein fällt die Entscheidung oft für den zu kaufenden ‚Spatz in der Hand': Pläne machen, Maßstäbe setzen, etwas für gültig erklären. Mitten in dieser Überlegung seufzt sie es leise kopfschüttelnd heraus: „Wir wollen's kriegen, und wir bekriegen uns deshalb gegenseitig, nicht merkend, dass derartige Machenschaften das Relative verabsolutieren, was uns dann den Blick verstellt auf die unbedingte tief beglückende Wirklichkeit, nach der wir uns nun mal sehnen, die wir aber eben nicht mit Verstand, Sprache und Körper in den Griff bekommen können." Ist der Mensch darum so von Sexualität besessen, weil diese Glückseligkeit machbar zu sein scheint? Aber: Der Anziehung folgend ergreifen wir Besitz voneinander und sind oft unversehens von Eifersucht Besessene.

Durch NICHTS tauchen

Das Dunkel des Zimmers umwebt sie seit Stunden. Sie bewegt sich nicht weg von ihren Notizen, Erinnerungen und Erkenntnissen, die festzuhalten sie sich bemüht. Auch, wenn die Augen schon müde sind. Sie muss an Paulus denken ... Ohne Liebe sind wir „tönend Erz" oder eine „klingende Schelle", schreibt er an die Gemeinde in Korinth[13]. Ohne Liebe gibt es keine Seins-Erfahrung, das wird einer jeden, einem jeden nicht schwer fallen zu unterschreiben. Liebt der Mensch wirklich, erfährt er, dass er unauswechselbar gemeint ist, erlebt dies meist zutiefst erschütternd und zugleich zutiefst beseligend. Als Einheit. Sie staunt wieder ... Ihre Seele, ihr Herz wissen darum, nicht ihr Denken. Denken bringt keine unsterbliche Existenz hervor. Alles, was gedacht werden kann, erschafft Vergängliches. Glückseligkeit, als gedachte Glückseligkeit, ist noch lange keine erlebte, existenziell erlebte Seligkeit. Oft genug hat sie, die Schreibende, erlebt – und gesteht sich das jetzt ein – dass tiefstes Wissen um ultimative, nicht habhafte oder machbare Glückseligkeit eingetauscht bzw. unwissentlich, keineswegs absichtlich verwechselt wurde mit Glück versprechender Erlösung aus ihrem Leiden an sich selbst. Wiederum war auch, nicht einmal für sie selbst, offenkundig, wie sehr sie ihre Hingabe, ihr Sich-Aufopfern, keineswegs um eines anderen willen tätigte. Sie heischte

13 1. Korinther 13:1

um Erlösung, den anderen funktionalisierend, und landete unvermeidbar im Sumpf, im Morast ihrer Leiden, woraus ein anderer sie – ganz generell – niemals herausziehen konnte oder kann. Eine blindlings Suchende kann nichts finden, auch wenn sie sich noch so vertrauensvoll einem anderen offenbart. Ein schmerzliches Dilemma und Drama spielte sich jedes Mal ab. Es hatte viele Jahre gedauert, bis sie die nötige Einsicht gewann in diese sie obendrein verwirrenden Spiele, um ultimative Erlösung zu gewinnen. Ihr durch Gefangensein in Leiden motivierter und offerierter egozentrischer Einsatz – so sieht sie es jetzt – war an versteckte oder auch offengelegte Bedingungen geknüpft. An aufgemachte Rechnungen entlang von Vorstellungen, Wünschen, Zielen, auch Träumen, die glückselig machende Erlösung versprachen, und die sie, die durchaus Hingabebereite, erstrebte. Die manchmal auch vehement einforderte, was ihr fehlte. Allermeist das Wissen um wirkliche Glückseligkeit. Sie jagte unwissentlich projizierten (Heils)-Versprechungen nach, oft in bester Absicht für alle Beteiligten. Aber, vor allem die dramatischen Verläufe zeigten ihr, wie wenig sie in der Hand hatte – eigentlich gar nichts in der Hand hatte –, um dahin zu finden, wonach ihre Seele schrie. Zu wenig Distanz, zu viel Verstrickung bewirkten diese Dramen. Doch ein unverwüstliches tiefstes Wissen um Glückseligkeit gab es auch … und gibt es noch. Wie könnte sie sonst, trotz schwerer Niederlagen und Niedergeschlagenheit, erneut in Bereitschaftsstellung sein, sozusagen auf ein Neues anzutreten, neu zu suchen und zu versuchen, glücklich zu sein?

Eines Tages, sich des Wissens um die Balance von Distanz und Nähe gewiss und vieler Dramen überdrüssig, war sie bereit und entschlossen, die allzu leicht verführenden und sie täuschenden Glücksprojektionen preiszugeben Das hieß, durch's Nichts zu tauchen, nackt dazustehen, nichts mehr zu wissen und nichts mehr zu wollen. Das brachte die große Überraschung in ihr Leben: sie traf sich selbst, sie erlebte, dass sie, die sie ist, ihr entschwunden war durch das Fehlen von Distanz zu sich selbst. Es ist paradox, dass Distanz notwendig ist, um bei sich zu sein. M. Buber spricht in diesem Zusammenhang von ‚Urdistanz' zwischen einem Ich und einem anderen, die es wahrzuhaben gilt – und zwar für beide Seiten. Eben gerade nicht distanzlos an dem Anderssein des anderen herumzuoperieren, vielmehr diese zutiefst zu achten. Daraus floss Kraft, dies stellte sie auf eigene Beine, gab sie frei, hieß und ließ sie ihr Anderssein bewahren, auch und gerade dann, wenn sie mit Appellen anders sein zu sollen, sich ändern zu sollen, drangsaliert wurde. Ebenso hatte sie aufgegeben an dem Anderssein des anderen, an seinen anderen Sichtweisen etc. herumzuoperieren. Natürlich ist sie dadurch dann endlich wach geworden für die in ihr, sie selbst drangsalierenden, oft rigorosen ‚Sollens'-Forderungen. Schmerzhaft war das, aber letztlich befreiend. … Doch jetzt ist es Zeit, eine Pause zu machen. Sie sucht nach einer Abrundung der gedanklichen und emotionalen Wegstrecke dieses langen Abends. Sie greift eine als guten Anker erlebte, von Erich Fried unüberbietbar prägnante und erhellende Formulierung dieser oft quälenden, Liebeserfahrungen auf. Es ist die dritte Strophe des Gedichtes ‚Dich'[14], wo es heißt:

„Wer nur die Hälfte liebt, der liebt dich nicht halb, sondern gar nicht. Der will dich zurechtschneiden, amputieren, verstümmeln …"

14 ‚Es ist was es ist', Wagenbach Verlag 2005

Und hat sie das nicht allermeist sich selbst angetan? Mangels Selbstliebe?

Glückseligkeit

Das Wort liebt sie in englischer Sprache: ‚bliss'. Dies kurze prägnante B-Wort hat überschäumende Kraft – wie ‚Geburt' –, durch die sich immer neues Leben hervorbringt, wie ‚Liebe', die immer neu ist und voller Überraschung für diejenigen, die im Fluss, verbunden mit der unversiegbaren Quelle, sind. Tief atmend gibt sie sich hin an dieses erfahrbare und erfahrene ‚Wunder'. Sie fühlt das Strömende darin. Auch dieses Wort birgt etwas Kostbares. Ohne den letzten Buchstaben ist es die ‚Wunde'. Das Wunder der Liebe ist , dass sie Wunden heilt. Allerdings dazu den anderen in Anspruch zu nehmen, hieße, ihn zu funktionalisieren, auch dann, wenn dieser sich bereitwillig – sozusagen in Liebe entbrannt – verfügbar gibt, vielleicht sogar stolz darauf ist, gebraucht oder als Retter gefragt zu sein. Es ist Missbrauch, und noch tiefer besehen, ist es Selbstverrat, Verrat an sich selbst, und natürlich ist es dies auch für den anderen, der darein involviert ist. Darum ist wissende Selbstliebe die unverzichtbare Voraussetzung für jede gelingende Partnerschaft, auch im Übrigen für die Nächstenliebe. Richtig verstanden, ist sie gerade nicht narzisstisch getönte, egozentrische Selbstbefriedigung, durch die man im Selbstsaft versumpft. Sie ist praktizierte Herausforderung zum Leben aus der Quelle des Selbst, aus dem Wissen um glückseliges Ewigsein, Immersein. Von ‚Immersein' zu sprechen, nimmt dem Wort ‚Ewigsein' vielleicht die Assoziation, dass es erst nach diesem Leben in Kraft treten könne und somit bedeutungslos sei für den aktuellen – jetzigen – Lebensmoment. „O nein", hört sie sich selbst entschieden sagen, „ganz und gar nicht. Ewigsein ist die Perle der Perlen unseres wunderbaren Menschseins."

Müde ist sie geworden. Sich einer Revision zu stellen – merkt sie jetzt – ist entblößend. Auch sie sahen, dass sie nackt waren und sind: Adam und Eva, sie selbst und jedes ‚Du'. Welch unerhört befreiende Einsicht! Befreiendes Nacktsein, das sich wirklich Liebende gegenseitig schenken. Im Verborgenen. Sie ist Preisgabe der Lügen, mit denen Menschen sich zu Markte tragen und als ‚Ware' das verraten, was nicht käuflich ist: ihr Ewigsein – ihr Hier und ihr Jetzt … Wieviel könnte, wäre noch zu sagen, beispielsweise über den viel besungenen Liebestod, dem Liebeswahnsinn in Wagners Oper ‚Tristan und Isolde'. Das tobende und berauschte Publikum feiert Triumphe über die vorgespielte Selbst-Hingabe. Doch wie wohltuend ist nach der Bemühung, etwas Wesentliches auszusagen, worauf es angesichts der Flut von Büchern sowieso nicht sehr ankommt, jetzt eine ganz schlichte Aussage sich zu Gemüte zu führen. Sie wendet sich noch einmal Erich Fried zu. In seinem Gedicht ‚Was es ist' lässt er die Vernunft, die Berechnung, die Angst, die Einsicht, den Stolz, die Vorsicht, die Erfahrung antworten auf diese Frage. Er endet: „Es ist, was es ist, sagt die Liebe" …, und er setzt keinen Punkt dahinter. Es bleibt offen, denn die Liebe tut sich stets neu, weit davon entfernt, eine einseitige ideale Doktrin zu sein, die man zu befolgen hätte. „Unsterblich verliebt bin ich", sagt jemand ein bisschen leichtfertig und doch wissend, dass sie, die Liebe, unsterblich ist, zu keinem Ende kommt. Rätselhaft ist sie oft, wie aufsteigende große Träume, die eröffnen, dass eine ganz andere Wirklichkeit mitspricht im Leben. Ewiges, das weder machbar noch manipulierbar ist. Ach, Staunen!

Sie lehnt sich zurück und bemerkt zu sich selbst sprechend: „Wie auf meiner Reise erlebt, so auch jetzt und hier, träumt sich Ewigkeit in mir. Vollkommenheit träumt sich in mir. Ganzsein." Der sie durchs Leben tragende Traum, eine mangellose Liebende zu sein, ist nicht Schaum, Schall und Rauch. ‚DAS' ist sie, hier und jetzt. Wenn nicht jetzt, wann dann? Darauf kommt es an: Nur, wer das Leben bis zum Äußersten wagt, überwindet den Tod. Und das geschieht in der Liebe. Sie ist Öffnen und Entgrenzen – mit anderen Worten: Sie ist ein Tauchgang in die Hingabe ihrer selbst als einem Vernichten alles denkbar Vorläufigen. Auch heute noch? Ja, auch heute noch geht es um mehr als das Prozedere, den Akt selbst – das ist die Kunst der Liebe. Zum Verständnis des ‚Mehr' vermögen ihr die zwei Gedicht-Zitate[15] von Hafis, dem persischen Gelehrten, verhelfen:

„Er antwortete:

Ich fragte einmal einen Vogel,Wie kannst du
in dieser Schwere der Dunkelheit fliegen?'

Er antwortete:
‚Liebe trägt mich empor.'"

15 ‚Die Liebe erleuchtet den Himmel', Benziger Verlag 2002

Derselbe Hafis fragt an anderer Stelle:

„Warum sich enthalten? Warum
sich der Liebe enthalten,
wenn deine Seele doch eines Tages
– wie die schöne Schneegans – dieses Sommerlager
verlassen wird?

Warum
sich des Glücks enthalten, wenn dein Herz sich doch
– wie ein erfahrener Löwe – anpirschen
und eines Tages erkennen wird,
dass die göttliche Beute
nahe ist!“

Schicksalsgläubigkeit – Selbsttäuschung – Selbsterkenntnis. „Wo bin ich gelandet? In einer Verzückung?“ Sie lacht – es lacht in ihr. Ewiges, die Liebe, erlöst aus der Vergänglichkeit. „Sind wir wirklich, leben wir im unsterblichen, nicht messbaren Jetzt, umhüllt vom zeitlichen Gewand, das wir eines Tages ablegen, wie wir es im seligen Tiefschlaf zu Lebzeiten bereits tun. Nichts wissen wir in ihm von einem sterblichen Körper, von Gedankenszenarien, die uns glauben machen, dass wir sterbliche Akteure seien und weiter nichts. Als Liebende geben wir uns dem anderen als dem anderen hin und erhalten in diesem Tauchgang uns als Selbst zurück." Und Sie resümiert: Eine Unsterbliche zu sein, ist ein für alle Male als das, was sie ist, erkannt und anerkannt.

Eine närrische Schwärmerin, könnte jemand meinen, rede hier. Und wenn schon, sie lässt sich nicht abhalten von einem präludierenden Folgern: Liebe ist der Traum aller Träume. Ist sie in der Liebe, ist der Tod kein Thema. Wirklich liebend, ist sie voll Daseiende und ganz sie selbst. Sie wird desto wirklicher, je ähnlicher sie dem Traum wird, der sich in ihr träumt, was heißt und unerlässlich ist – und sowieso sich ereignet –, Identifizierungen und Anhaftungen an zeitlich Bedingtes so lange aufzulösen, bis sie nur noch Liebende ist. Das sich durch Identifizierung definierende und sich verändernde ‚Ich' ist immer zugleich das ‚Selbst', ihr Wirklichsein, das nicht auf die vergängliche Zeit festgelegt ist, wie es augenscheinlich zu meinen wäre. Frei ist es, ohne einen geringsten Anteil an Vergänglichem, ist Diesseits und zugleich Jenseits, alles umfassend.

Sie geht weiter darin, denkt es größer: Sind wir offenständig, in reiner Absichtslosigkeit, in Zuwendung um nichts willen – ohne jegliche Vorstellungen, wie und was wer zu sein hätte, öffnet sich das Gegenüber, und es enthüllt sich, wer er, sie, ich wirklich ist oder bin. In wirklicher Begegnung lösen sich ‚Ich'-Konstruktionen auf, tauchen wir ein in innerstes Selbstsein. Wir wissen inzwischen, dass der Tauchgang durch das ‚Nichts' geht, selbst Befriedigungsvorstellungen werden zunichte, denn nur dann entdecken wir: Wir sind keine Erfindung auf Zeit, und auch kein Abschnittspartner, der oder die dann überboten wird. Wir sind von jeher, die wir sind: liebende Götter und Göttinnen, hier und jetzt. Sie stellt fest, dass sie sich die ‚Wir'-Aussagen erlaubt, weil es ihr offensichtlich wichtig ist zu sagen, dass diese Erkenntnis sicherlich schon vielen zu eigen ist. Sie ahnt, erkennt die Fülle des ‚Nichts'. Selbstsein ist eine große Sache. Dieser Sprung ins Hier und Jetzt eröffnet eine ganz neue Dimension. Jetzt versteht sie die oft verfemte, unabdingbar wichtige, immer beherzte Selbstliebe als Freisein von Anhaftungen – um ‚Nichts' willen. In der Tat ist beherzte, absichtslose, also auch vorurteilslose Zuwendung gefragt und ebenso Entschlossenheit zum Selbstsein. Nicht zu verwechseln ist dies mit egozentrischer Selbstbehauptung auf Kosten von anderen. Das wäre dann Selbsttäuschung.

Und zur Abrundung ihres langen Selbstgesprächs schreibt sie staunend, dass die Liebe, die höchste ewige Intelligenz, niemals exklusiv ist. Darum gilt es, all dessen gewahr zu sein, was Absonderung oder auch Trennung produziert, was ausgeschlossen, als nicht erwünscht oder als nie getan deklariert wird, also verleugnet auf der Strecke bleibt. Sie überlässt gerne Nietzsche, dem sehr präzisen Menschenkenner, ihn frei zitierend das letzte Wort – vor der Pause, die sie jetzt braucht: „Mein Gedächtnis sagt, das hast du getan; mein Stolz sagt, das hast du nicht getan; schließlich gibt mein Gedächtnis nach."

Sie eilt hinunter, sich die längst fällige Abendmahlzeit zuzubereiten. Wie köstlich ist es, diesem wunderbaren Körper das zu geben, was er braucht, sich ganz sinnlich am Guten erfreuen zu können. Dabei wohl wissend, dass diese Gaumenfreude letztlich gespeist ist von tiefer Dankbarkeit, Mensch sein zu dürfen, dessen Selbst ihm sagt, dass er unsterblich ist. Danach tastet sie sich gestärkt nochmals durch das sie weit machende ‚Ja' des allem sich zuwendenden, offenständigen Gewahrseins und bringt noch zu Papier, was in ihr nachfließt.

Die verdächtigte Selbstliebe

Sich beispielsweise peinigender Angst zu stellen, die oft assoziiert ist mit dem Glaubenssatz, nichts wert zu sein, wenn man keine Höchstleistungen erbringt, ist wahrlich keine Kleinigkeit. Aus ihrer Erfahrung – nicht nur der beruflichen – weiß sie es sicher: Wir ziehen es stattdessen meist gewohnheitsmäßig, vor, uns einem uns knechtenden Leistungsappell zu unterwerfen, uns selbst vergewaltigend ätzenden Schmerzen auszusetzen und auszubrennen. Burn-out ist die Folge. Dieser peinigende Selbsthass ist eine auf den Kopf gestellte, pervertierte Selbstliebe, der man sich entledigen kann durch Gewahrsein der uns dazu motivierenden Ängste. Ängste, deren Datum meist längst abgelaufen ist. Allerdings gilt es, deren einstmalige Funktion für die ‚Ich'-Organisation zu würdigen … und danach, jetzt sich von ihnen trennend, die Befreiung zu feiern. Das ist wahrlich keine Kleinigkeit. Und ist eine machmal sehr kurze, manchmal sehr lange Reise. Immer jedoch „eine große Sache". Beispiele gibt es unzählige. Fangen wir an, uns bewusst zu werden, wie sehr wir eingehüllt sind in Klamotten, die eingeschwärzt in Dunkelkammern sich stapeln, eröffnet sich ein Gewahrsein, durch das beendet wird, was bis dato maßgebend war für unser uns selbst täuschendes, meist auf lieblosen Urteilen basierendes Selbstverständnis. Der letzte Schritt ist, katastrophales Unwissen ultimativ zu beenden. „Sich selbst zu lieben, nur sich selbst, ist eine große Sache."[16] Wie wahr ist die Aussage des Clowns in Henry Millers Büchlein.

Sie kam um die Einsicht und deren Wirkung nicht mehr herum, dass sie selbst es ist, die sich in Gefangenschaft gehalten hatte und auch noch hält. Liebevoll sieht sie das, im Unterschied zu kalten ‚Sollens'-Forderungen – englisch ‚shoulds' genannt –, die so gnadenlos knechten und blenden können. Sie reflektiert abschließend, dass diese Gefängnisse und ihre harten und kalten Gitterstäbe ein jeder kennt. Hinter ihnen verschwindet die Wirklichkeit, die wir sind. In Rilkes Gedicht ‚Der Panther' verdichtet sich diese Erfahrung zu der Aussage: „Sein Blick ist vom Vorübergehen der Stäbe so müd' geworden, dass er nichts mehr hält. Ihm ist, als ob es tausend Stäbe gäbe und hinter tausend Stäben keine Welt."[17] So die erste Strophe. Das Wort ‚Welt' steht hier natürlich für die Wirklichkeit. Die ‚shoulds' – die „Stäbe" – haben die Tendenz, sich zu Albträumen auszuwachsen. Betäubt, wahnsinnig erschrocken oder auch total gelähmt rauben sie zur Bewältigung eines sogenannten in Bann nehmenden schweren Schicksals die vorhandene Kraft, sich daraus zu befreien. Sicherlich hatte auch sie, gemäß üblichem Verständnis, ein schweres Schicksal zu bewältigen, wie man so sagt. Ein Schicksal, das sie in Bann genommen hatte. Jedoch die Befreiung daraus geschieht und geschah durch das Aufwachen aus dem Albtraum – ‚Schicksal' genannt – durch entschlossene Hinwendung zu sich selbst. Sich wirklich zu lieben, ist, sich aus der katastrophalen, sich letztlich immer knechtenden Selbsttäuschung zu befreien … wahrzuhaben, dass Glückseligkeit ihre wahre Natur ist. Tut sie dies nicht, wird, was

16 A.a.O.
17 A.a.O.

nicht erlöst ist, endlos reproduziert in sich wiederholenden Kreisläufen durch Generationen. Das Schlimme potenziert sich dann sogar noch mit vielfältig zu erlebendem Schlimmem, das, wird es verstanden, zur Ruhe zu kommen sucht. Dies zu begreifen, ist wirklich eine große Sache ...

Für einen Moment bestürmt sie Traurigkeit darüber, dass sie dies nicht schon viel früher in dieser Klarheit erkannt hat. Schicksalhaft? Ja, sie hat sich in die Folgen ihrer nicht erkannten Selbsttäuschungen zu schicken, hat sich diesen entschlossen zu stellen, sich ihrer zu entledigen, um dann ein für allemal aufzuwachen und frei zu sein. So sie das überhaupt will. Und natürlich will sie. Nur so kommen sie, die Täuschungen, zu ihrem Ende. Das ist Wirken aus wirklicher Selbstliebe, welche sie in glückseliges Ewigsein transportiert, hier und jetzt. Wenn nicht hier und jetzt, wann dann? Später, in einer ungewissen Zukunft? Die so fadenscheinig ist wie alles, was nicht durch wirkliches Lieben wirklich ist? Jetzt glüht sie ... ob dieser Erkenntnis. Und sehr erstaunlich findet sie, dass sie keine Müdigkeit anficht, obschon der frühe Morgen sich bereits ankündigt. Doch verlangen ihre Glieder nach Entspannung. Sie findet in der beginnenden Morgendämmerung leicht zu ihrem Bett – auch eine Oase in der Wüste, denkt sie – und streckt sich aus. Wie gut das tut. Schlaf holt sie ein, und sie schläft lange in den siebenten Tag hinein.

Wirklichkeit – Traum

Siebenter Tag

Es schlägt ein Uhr von der nahegelegenen Turmuhr, die sie, gerade erwacht, über die Tageszeit informiert. Sie zieht sich wetterfest an und läuft hinaus. Am See vorbei, in Richtung Norden, durch den Wald zum nächsten Dorf. Die feuchte Luft, die Beinaktivität und ihr kräftiges Atmen tun wohl. Sie fühlt sich wie geschwängert. Neues trägt sie in sich. Ihre nächtlichen Einsichten und Einfälle setzt sie nun dem Tageslicht aus. Sie prüft, ob alles nur eine nächtliche Verrücktheit war. Nein, da ist vollstes ‚Ja', auch im Tageslicht dieses frischen Morgens. Die sehr feuchte Luft – noch vom Schnee – durchzieht ihre Lungen. Die Regenpause, wie herrlich! Aufs junge sprühende Grün schauend, fühlt sie die Kraft von Erneuerung. Die vordergründige Schönheit ist durchatmet von unsichtbarer, nicht messbarer, aber seiender Ewigkeit. Welche Liebe! Sie ist vollkommen um- und durchflutet von ihr. Und sie spricht es aus: „Nur, was endlich ist, stirbt. Ewiges ist, bleibt, wird sein. Alles in einem. Umarmend sind wir Umarmte – Geliebte –, die in letzter Konsequenz befreit sind von der Identifizierung mit dem Tod." Sie weiß jetzt, das Sterben geschieht nur augenscheinlich. Nur Augenscheinliches stirbt. Die Liebenden bleiben. Nur das zeitliche Gewand begibt sich ins Fälligkeitsdatum. Pulsierendes, pures Leben lässt sie ausschreiten. Und wiederum: Staunen.

Sie erinnert sich der Aussage eines sehr geschätzten Freundes, S.E.D'Anna: „Think only what is endless, timeless, deathless and the world will change. The world is such because you are such." Sehr frei übersetzt sie: „Lebe endlos, zeitlos, todlos, und Du wirst entdecken, dass Du dies alles bist." Sie schaut auf ihr Leben und stellt fest, wie viele Menschen sie schon begleitet hat auf ihrer Suche nach sich selbst. Viele Identifizierungen ließen sich lösen, sodass neues, unsterbliches Lieben befruchtet wurde. Gewiss, was blitzartig einleuchtet, braucht im Leben, um es umzusetzen, Geduld, Wachsen, Reifen in der Liebe. Und dies ist keine sekundenschnelle Erledigung, kein beliebiges Prozedere. Es braucht das Hineinwachsen in die große Umarmung. Es braucht Entschlossenheit, denn es heißt oftmals, sich zu trennen von lieb gewonnenen Gewohnheiten, Bewertungen – ja, sogar von Zugehörigkeit, vor allem von Aktivismus und ‚Macherschaft', die nur zu Erschöpfung führen. Doch sie kann auch durch andere Personen, die sie begleitet hat, bezeugen, wie in einer solchen Veränderungsphase oftmals das Leben rein ‚zufällig' mitspielt. Zum Beispiel kommt es aufgrund einer gut beendeten Beziehung zu einer neuen Begegnung, die die längst ersehnte Traum-Beziehung eröffnet; oder ein Stellenangebot fällt ins Auge, sodass damit eine neue Tätigkeit möglich wird; oder eine plötzlich auftretende Krankheit verhindert eine Flugreise, die in den Tod geführt hätte. Es geschieht genau das, wodurch eine ganz neue Sicht auf das Leben durchbricht. Vieles mehr könnte sie illustrierend anführen. Der Beispiele gibt es kein Ende. Es tut sich überraschend viel Neues – sagen diejenigen dann gerne – oder auch, dass sich endlich was tut, man ist wieder im Leben. Zuvor lebte man sein Sterben.

Sterben? Was geschieht da? Diese augenscheinliche Realität hat Sheherazade mit ihrem Erzählen in Unendlichkeit verwandeln können. Auf diese Weise hat sie den Mörder außer Kraft gesetzt. Den Mörder, der sich rächte an der

Sterblichkeit des Weiblichen, an dem, was veränderlich ist wie der Mond und daher sterblich wie alles, was erscheint. Gut, denkt sie, ist aber nicht genug. Ewigsein ist das Alpha und Omega. Die Geschichte immer weiter und weiter ausgeführt, wird bestenfalls zur unendlichen Geschichte und produziert, wie für Sheherazade, Verlängerung des Lebens als Aufschub des Sterbens. Und das scheint zu gelingen – heutzutage mit entsprechenden Erkenntnissen, was Altersprozesse betrifft, wie sie zustande kommen, und wie sie aufzuschieben sind. Der Markt floriert, und die Menschen werden an Jahren recht viel älter denn je. Also, auf die zählbare Lebenszeit hin gesehen, ein tatsächlich messbarer Erfolg. Aber die Angst vor der Macht des Todes scheint nicht geringer geworden zu sein, auch nicht die Rebellion gegen die Ohnmacht, die nur allzu offensichtlich ist. Noch ist kein Kraut gefunden oder erfunden worden gegen den Herz- oder Hirntod als das unwiderlegbare Ende, wonach nur noch Totenstille herrscht. Es braucht offensichtlich den Sprung in das Nicht-Messbare. Um diesem vergänglichen Leben, Meister Eckhart bezeichnet es als ein einziges „Nun", nicht anheimzufallen, braucht es, mit seinen Worten ausgedrückt, den „ringenden Hirndurchbruch". Was konnte dieser Weise damit gemeint haben? Entstammt diese merkwürdige Metapher dem Wissen, das jenseits von Sprache und Körper ist? Ist es ein aus dem Ewigen zufließendes Wissen? Gibt es das?

Als Studierende hat sie der Ausdruck „Reduktionsventil Gehirn"[18] fasziniert. Aldous Huxley hatte diese geniale Bezeichnung gewählt und wies implizit darauf hin, dass das Gehirn die unermessliche Wirklichkeit reduziert auf das, was gemäß Paradigmen verstanden wird und zum

---

18 ‚Die Pforten der Wahrnehmung', Piper Verlag 1070

Überleben notwendig ist. Entsprechend haben sich Gehirnfunktionen im Laufe der Evolution entwickelt. Und natürlich wurden auch ‚Schlafen' und ‚Träumen' als Phänomene lebender Kreaturen untersucht. Es ist eindeutig erwiesen, dass das menschliche Gehirn das Wunder der Evolution schlechthin ist. Dennoch zerfällt es beim Sterben mit all seinen fantastischen Funktionen in subatomare Teilchen. Was bleibt? Dafür braucht es den „ringenden Hirndurchbruch". Selbst das Träumen – sie erinnert ihre langjährige Suche, dem Phänomen ‚Träume' auf die Spur zu kommen – kann die unermessliche Wirklichkeit als solche nicht aufzeigen, also das, was dem Verfall standhält. Auch sie sind, wie alles, was erlebt wird, von Gehirnaktivität begleitet. Diese ist messbar und infolgedessen auch begrenzt und wie alles Messbare vergänglich. Allerdings sind die Botschaften und die Bilderwelt der Träume imstande, diese für Wissenschaftler messbare wie denkbare und deshalb für maßgeblich gehaltene Realität aufzubrechen ... oder in sie erschütternd einzubrechen. Für ein derart übliches Realitätsverständnis sind sie deshalb oft eine große Herausforderung. Der Traum, welcher sich im Menschen träumt, womit er ihn mit etwas Verborgenem – vielleicht zu Enthüllendem – konfrontiert, ist aus anderem ‚Stoff' als dem der Logik. Darum können Träume so sehr erschüttern. Sie weisen hin auf eine ganz andere Dimension von Wirklichkeit, die aber nicht – vielleicht noch nicht – wahrgenommen werden kann. Sie erinnert sich des Zitates: „If the doors of perception were cleansed eveything would appear to man as it is, infinite."[19]

19 William Blake

Der Waldweg, den sie jetzt geht, führt sie auf eine Lichtung. Sie spürt dieses Wort ‚Lichtung', spürt, wie es sie durchflutet, sie leicht werden lässt. Schließlich wird sie selbst zur Lichtung. Das ist Träumen, hellwaches Träumen. Das begreift sie. Der Verstand hätte das niemals konstruieren können, er kann damit nicht viel anfangen. Ein Verstandesmensch, wie man zu sagen pflegt, überlässt so etwas lieber den Träumern und Dichtern. Zu Recht, denkt sie, ohne zu meinen, dass diese per se die besseren oder größeren Menschen seien. Inzwischen ist sie in der für die Region beliebten Pizzeria gelandet. Dort hält sie Colazione, Branzo und Cena, alles in einem ab. Sie liebt den Luxus, wählen zu können, worauf sie gerade Appetit hat, und das serviert zu bekommen, während sie nach der Mahlzeit keine Ordnung machen muss. Wie immer ist sie hier eine unter vielen Genießenden und unbekümmert Parlierenden. Dies sind Merkmale italienischer Lebenskunst, stellt sie fest und erfreut sich dessen. Mit Köstlichem gesättigt, tritt sie den Rückweg an. Im Laufschritt genießt sie, wie ihre vom vielen Sitzen des langen Vortages etwas eingerosteten Beinglieder sie mühelos nach Hause tragen. Dort angelangt, zieht es sie wieder sofort zu ihrem Schreibtisch, genau gesagt, zu ihrem Tagebuch, in dem sie das seinerzeit große schreckliche Erlebnis mit dem Dunklen festgehalten hat. Und während sie die Treppe hochsteigt, denkt sie, wie instabil und von Wechselwirkungen abhängig ein Leben ist, das sich ausschließlich an Messbarem orientiert, an mehr oder weniger aufregenden Ereignissen, Genüssen, am Wichtigsein …, daran, was mehr oder weniger gut herstellbar ist, sich anstreben und mit Abstrichen oder viel Glück, wie es dann heißt, erreichen lässt – Ruhm, internationale Reputation inbegriffen.

Schaut sie auf ihr Leben, so ist es durchwoben vom Erträumen ewiger Glückseligkeit. Nicht einmal beabsichtigt – es tat und tut sich. Ihre damalige Reise ist Teil ihres Traumlebens, hat sich getan, wie Träume sich tun. Dank einer unbändigen Sehnsucht wuchs die Entschlossenheit, aus dem Albtraum aufzuwachen. Endlich aufzuwachen. Sie durfte sich geführt wissen und entschlossen führen lassen, vom Homer'schen nicht manipulierbaren Licht und dem Sokratischen ‚Ich weiß, dass ich nichts weiß'. Gewiss, sie hätte umkommen können. Dass sie dies nicht ist, ist teil ihres Schicksals. Auch das sogenannte ‚gute Leben' ist Schicksal, die meisten sind nur nicht gewohnt, das so zu sehen, und meinen oft, nur das Schlimme sei schicksalhaft. Mittlerweile staunt sie sehr darüber, wie sich alles so zugetragen hat. Und sie nennt es gerne das ‚Wirken der Gnade', welches letztendlich der ersehnten Erlösung und gänzlicher Befreiung dient.

Vom Dunklen

Schon allein als Mensch zu leben, ist Gnade, stellt sie fest. Und zu Recht danken wir unseren Eltern, dass sie bereit waren, uns zu empfangen, ins Leben zu bringen und gemäß ihren Möglichkeiten uns zu Selbstständigkeit zu verhelfen. Sind wir Durchreisende, um etwas zu erledigen, das noch zu erledigen ist – und zwar speziell durch uns, die wir durch sie Nachgeborene sind? Ist sie selbst deshalb auf ihrer Reise zweimal vom Tod verschont geblieben? Anscheinend war etwas noch nicht zu Ende gebracht, aber was? Vielleicht diese Niederschrift? Weitere Begegnungen mit Menschen? Ein noch tieferes Verständnis von Selbstsein? Vom Leben als Ganzem? Sie fragt sich, was noch zu erfüllen ist in der Zeit – hier und jetzt? Hier und jetzt – ganz wortwörtlich genommen – gilt es die Niederschrift, ihr Buch-Projekt zu Ende zu bringen. Interessiert schlägt sie ihr Tagebuch auf und liest:

> *Ich, die Tochter des Herrn vom Berg (so nannten sie meinen Vater, und der Name wurde mir jetzt klar, wohnten wir doch auf dem Hügel, den die Insulaner als einen aus dem Meer hervorragenden Berg erlebten), machte einen kleinen Umweg vorbei an der Kirche, die mein Vater gegründet hatte, und stieg hinauf zum Berg. Oben angekommen, war ich geradezu erschüttert von der unfassbaren von Licht durchfluteten Weite, von der zu hörenden weißen Gischt draußen am Riff. Ich musste meine Augen schützen vor dieser Helligkeit. Ich legte mich noch einmal bäuchlings auf den noch immer grünen Farnteppich, den ich ausgebreitet habe auf dem Grab von Mama. Offensichtlich hat die Palme ihn gegen das Austrocknen gut geschützt. Und nicht zu vergessen, es war regenreiche Monsunzeit.*
>
> *Da lag ich nun bäuchlings mit ausgebreiteten Armen auf dem Farnteppich und sog die Melodie des Ozeans in mich hinein. Nichts sonst. Leer war ich und erlebte Glückseligkeit. Das mich immer kryptisch anmutende Bibelwort vom Reichen, der nicht ins Himmelreich kommen könne, ja, mehr noch, dass ein Kamel eher durch ein Nadelöhr käme als ein Reicher ins Himmelreich, erhellte sich. Ich verstand, dass, wer nicht arm und nackt, vielmehr mit Meinungen, anmaßendem Wissen, Erfolgsmaßstäben und Urteilen voll ist, ein*

glückseliges Dasein gar nicht erleben kann. In der Bergpredigt liest sich diese Erkenntnis so: „Selig sind die geistig Armen, denn das Himmelreich ist ihrer."[20] *Hier und jetzt leer. Nichts als Dasein. Es herrscht kein Mangel. Vorsichtig spreche ich das so abgegriffene Wort aus: ‚Allverbundenheit'. Ein anderes dafür stehendes Wort ergreift mich: ‚Alleins-sein'.*

Stille ...

Wundersam, wie individuell unterschiedliche ‚Ich'-Grenzen sich erweitern und auflösen können, ohne, dass ich mir selbst verloren gehe. Ganz im Gegenteil, ich ahne, wer ich wirklich bin: todlos und grenzenlos. Hier, bäuchlings liegend auf dem grünen Farnteppich, genau hier, wo unter ihr, wie es heißt, die leiblichen Überreste vergehen, Erde zu Erde, Staub zu Staub wird, hier spricht zu mir ‚mein' – unser aller – Ewigsein, ‚meine' – unser aller –Unerschaffenheit.

Sie legt ihr Tagebuch weg. Wie paradox ist Todlosigkeit für den in Dualitäten sich bewegenden Intellekt? Auch für entsprechende Gottes-Konstruktionen, durch die rechthaberisch, wie wir sind, wir uns aufblasen und uns darin verlieren. Im Sog dieses problemorientierten dualen Intellekts, der vorgibt zu wissen, wer wir sind, fangen uns Selbsttäuschungen ein, rudern wir mit in sich relativen Paradigmen und Gottesbildern im Ozean unseres Wissensdurstes – werden Forschungsergebnisse endlos widerlegt oder bestätigt. Die Informationsflut potenziert sich – die Goldkörner darunter haben wie die Nadeln im Heuhaufen

20 Matthäus 5:3

wenig Chancen, gefunden zu werden. „Wie leicht und heiter bin ich", stellt sie überrascht fest. Ist sie das wirklich? „Ja! Ja! Ja!" Dreimal purzelt das „Ja" aus ihr heraus. Nichts weiter. Sonderbar. Ist sie närrisch geworden? In der Tat verrückt? Leer, kein intellektuelles Getöse, keine Gottesbilder. Von all dem nicht nur abgerückt, nein, wirklich leer, befreit. Und da, vollkommen da – hier und jetzt. Und was sie jetzt liest in ihrem Tagebuch, kitzelt ihr Lachen:

> *Der Albtraum ist aufgelöst – jener Albtraum vom Schwert des Todes, das mich sehr früh von dir, Mama, getrennt hatte. Weggeschmissen in den See, dann zum Grund gekommen, fand ich das unverwüstliche ewige Kind. War das nicht zum Lachen? Zum Lachen, wie die Geburt des Isaac – dieser Name bedeutet ‚es ist zum Lachen'. War er doch Kind der alten Eltern, Abraham und Sarah, die weit jenseits der Jahre waren, in denen sich gemäß ‚normalem' Denken Mutterschaft ereignen konnte.*
>
> *Verrückt? Ja! Heute nun lege ich dich – Kind, als unverwelkliches todloses Selbst – zurück auf den grundlosen Grund, der unser ewiges Zuhause ist.*

Stille ... Sie überlässt sich diesem Zauber – fällt in sie, in sich selbst. Fall into yourself in love. Doch, wie damals, wird sie jetzt – über 20 Jahre später – durch die plötzlich sich einstellende Erinnerung aus dem stillen Erleben herausgerissen. Der Dunkle steht vor ihr, sie liest zitternd in ihrem Tagebuch … noch weiter:

Doch was war das? Ein Rascheln, wie von einer Riesenschlange verursacht, erschreckte mich. Ich sprang auf und starrte auf eine dunkle Gestalt, mit dunkler Sonnenbrille getarnt das Gesicht. Ein Eingeborener. Er kam eilend auf mich zu, in eine buschfarbene Regenjacke gehüllt, die Kapuze bis zu den Augen gezogen. Er versperrte den Weg schreiend: „Come with me!" Packte mich am Arm, zog und zerrte. Schwer, als hinge die Erde an meinen Füßen, konnte er mich keinen Millimeter wegbewegen. Ich war eingewurzelt. Er zückte sein Messer und befahl noch einmal: „Come with me!" Er zerrte an mir. Ich gewann Bewusstheit zurück. Ich bebte und wusste, dass ich seine Augen treffen musste. Aber ich blickte nur in abgrundtiefe Finsternis. „Mama", schrie ich. „Engel, steht mir bei!" Mit gesammelter Kraft drang ich durch die dunkle Sonnenbrille in die noch dunkleren Augen. „Listen, do you hear me? Do you see the grave? I lost my mother, when I was a baby. And I came back from the opposite part of the world to find at least her grave. I came not for you to this place." Er gab mich frei und zog sich zurück, drehte sich noch einmal um und stieß aus: „Ein nächstes Mal hast du keine Chance mehr zu entkommen!"

Ihr fällt das Tagebuch aus der Hand. Es zieht sie zu Boden. Erstarrt, wie damals, kann sie sich nicht wegbewegen. Das Körpergedächtnis holt sie ein. Sie sieht sich, wie sie die Stufen hinunter zum Dorf wankte – kalkweiß. Unten angekommen, stieß sie auf vor Lebendigkeit strotzende Schulkinder, die aus Neugier mit ihr den Weg teilten. Sprühend, voll Lebenslust und lachend. Die Kinder dort, sie hier und jetzt, noch immer um Fassung ringend und ihre Beine zum Gehorsam aufrufend, schreit: „Es ist doch gut ausgegangen!" Sie stößt das zwei-, dreimal aus, auch um sich der Echowirkung des damals erlebten Schocks zu erwehren und sich zurückzubringen ins Jetzt mit der Kraft der eigenen Stimme. Nach und nach kommt sie zur Ruhe. Tiefe Dankbarkeit durchströmt sie. Leben, Tod, Leben. Oh, kostbares Geschenk. Leben, zum zweiten Mal hat sie es am Grab von Mama geschenkt bekommen. Zurecht, denkt sie, spricht die jüdische Tradition vom Friedhof als dem ‚Ort des Lebens'. Aber dennoch gibt das rätselhafte Ereignis mit dem ‚Dunklen' – diesen Namen gibt sie ihm jetzt – sie noch nicht frei. Eine Frage fliegt sie an: Könnte dies des Rätsels Lösung sein? Der ‚Dunkle' hatte sie gewissermaßen verjagt aus dem Reich der Toten. Hatte sie gnadenlos konfrontiert mit dem Rest ihres von Selbstmitleid durchwobenen, Lebendigkeit blockierenden Verstricktseins mit dem Tod, mit ihrer Endlichkeit? Dieses ganz neue Verständnis dieser Episode, die so erschreckend war und so bedrohlich, bricht auf in ihr. Das ‚Dunkle', auch das sogenannte Böse, lässt sich ins Licht stellen, wo es sich wandelt, und sich durchlichtet auflöst. Sie holt tief Luft. Was in Goethes ‚Faust' von der Kraft des Mephisto zu lesen ist, nämlich dass sie „stets das Böse will und stets das Gute schafft"[21], hat durch dieses ihr widerfahrene Erlebnis zu einer Art Palastrevolution beigetragen. Und sie schreibt, folgt den sich einstellenden Worten und Sätzen: Die Wunderbarkeit des Menschseins – dieses Geschenk – wird oft erst durch drastische Erfahrungen zu einer unwiderlegbaren Gewissheit. Es sind Erfahrungen, die zu Tode erschüttern, wodurch Identifizierungen und ‚Macherschaft', gesteuert

21 ‚Faust' Artemis Verlag 1962

von Anmaßung, abgestreift und aufgelöst werden, sodass Ewigsein hier und jetzt als glückseliges Gewahrsein erlebt wird. Das ist das Wirken der Gnade, denkt sie. Aus Gnade war ihr der ‚Dunkle' begegnet. Und ganz aus Gnade war sie heil geblieben, ja eigentlich heil geworden. Ganz. Niemals hat Tod das letzte Wort ... Staunen.

Weiß

Weiß die Gischt
Weiß die Möwe
Flug und Welle
Weiß in Weiß
Licht in Licht
Tanz um Tanz
Ganz ohne Ziel
Reines Spiel
Eingefaltet in Weiß alle Farben
Wie das ganze Leben im Sterben
Nimmermehr ist Tod das letzte Wort

Quitt mit Gott!

Sie geht zu ihrem kleinen Bücherregal, wo die Reclam-Ausgaben stehen, und nimmt Meister Eckharts „Vom Wunder der Seele“ in die Hand. Dasselbe Heft, das sie auf ihrer damaligen Reise dabei hatte und in dem sie auf der Einfassung des Grabes gelesen hatte. Etwas zerschlissen und abgegriffen ist es, sie drückt es an ihr Herz. Welch guter Begleiter es war, war er! Und bevor sie liest, was seit dem das Bewegendste war und ist, was sie über das ‚Selbst‘ zu wissen bekam, nämlich die Predigt 32,Von der wahren Armut‘, fallen ihr nächtlich geführte Gespräche mit Mit-Studierenden der Gestalt-Therapie ein. Nicht nur, dass sie miteinander in den 80er Jahren, während der Ausbildung, der Unterscheidung von ‚Ich‘ und ‚Selbst‘ anhand von Selbsterfahrung auf die Spur kommen wollten. Prickelnd und aufregend war für sie die Erfahrung des Hier und Jetzt in Kontakt und Begegnung. Daraus folgend, durch das ‚Selbst in Aktion‘, erweiterten sich experimentierend die oft durch Fixierung und Identifizierung starren ‚Ich‘-Grenzen. Wenn jedoch pures Dasein, pulsierende Lebendigkeit hoch energetisch erlebt wurde, bezeichneten sie das als Quantensprung. Diese Metapher verwendeten sie für den Sprung in beglückend erlebtes Dasein, frageloses Wirklichsein, in Anlehnung an die Quantentheorie, die, so schien es, die lineare Logik hinter sich lässt. Dieses plötzlich erlebte und befreiende Ganzsein bewirkt das ‚Selbst‘. Das ‚Selbst‘, dessen therapeutische Anwendung sie erlernte, steht für die höchst erstaunliche Kraft, die Integration als Wachstumssprung hervorbringt. Sie erlebte: Ist sie im Gewahrsein des Selbst, ist sie da, ohne jeglichen Zweifel oder Angst. Dieses intensive Wirklichkeits-Empfinden war und ist jedes Mal begleitet von glückseliger Selbstbejahung, vom gänzlich befreienden Ja um ‚Nichts' willen.

Bilder voll strahlender Sonne, der Strand, die Kliffs von San Diego tauchen auf. Sie schwelgt für kurze Zeit in der Erinnerung jener traumhaften Wochen und Monate. Das Selbst und das ‚Selbst in Aktion' ist seitdem die Perle ihres therapeutischen Tuns und ganz konkret in ihrem tagtäglichen Erleben gewesen und geblieben. Wie könnte das veralten? Und wie könnte die Quelle ihres Glücklichseins in der fließenden Zeit selbst zeitbedingt sein? Wäre dem so, könnte sie nur noch der Melancholia erliegen. Für immer … Meister Eckhart, sie schlägt das Buch auf, steigt mit dem Wissen um das ‚Selbst' in unauslotbare Abgründe bzw. Höhen. Sie liest: „Die Seligkeit tat ihren Mund auf: Selig sind die Armen am Geiste. Ihrer ist das Himmelreich." Dann, wundervolle Sätze überspringend, stößt sie auf die Frage: „Worin liegt am meisten Glückseligkeit? Nicht in der Erkenntnis noch in der Minne. Sondern es ist in der Seele ein Etwas, das selbst weder erkennt noch liebt. (...) Dieses Etwas hat kein Vorher und kein Hernach und wartet keines hinzukommenden Dinges (...) es ist dies selber das Selbst, das sich selber genießt nach der Weise Gottes. Darum sage ich, dass der Mensch Gottes quitt und ledig stehen solle, (...) also soll der Mensch arm sein seines eigenen Wissens! (…) Darum bitte ich Gott, dass er mich Gottes quitt mache (…) Wäre ich nicht, so wäre Gott nicht (...) Der Mensch erlangt mit seiner Armut das, was er ewiglich gewesen und immer bleiben soll."[22]

Sie formuliert weiter. Nämlich, er erlangt sich als ‚Selbst', das reines Wissen und Erkennen ist, also nicht etwas

22 ‚Vom Wunder der Seele', Philipp Reclam Verlag

erkennt, was nur relative Gültigkeit hat, sondern vollkommenes Schauen und Erkennen ist. Wissen von jeher. Unfassbar – der Verstand streikt. Sie legt das Büchlein auf die Seite und sagt sich, was sie gelesen hat, sich selbst verdeutlichend: Wir erlangen durch das Nichtssein, also im Durchtauchen des ‚Nichts' die Fülle des ‚Selbst'. Es geschieht durch entschlossene Hingabe aller Vorstellungen, wie wir zu sein hätten, auch, wer wir zu sein uns wähnen, ebenso aller Anhaftungen an Besitz. Nicht, dass wir uns des Besitzes nicht erfreuen sollten, das keineswegs. Aber, uns dessen Vergänglichkeit nicht bewusst, kann er uns letztlich zu knechtender wie trügerischer Ersatzbefriedigung werden. Das Durchtauchen des ‚Nichts' ist, worauf es ankommt. Das ist praktizierte Selbstliebe. Und wieder erinnert sie ein Gedicht von Hafis, dem persischen Gelehrten im 14. Jahrhundert:

„Ich habe so viel gelernt.
Ich habe so viel von Gott gelernt,
dass ich mich nicht mehr
Christ, Hindu, Moslem
Buddhist oder Jude nennen kann.
Die Wahrheit hat so viel von sich selbst mir mitgeteilt,
dass ich mich nicht mehr
Mann, Frau, Engel
oder auch nur Menschenseele nennen kann.
Die Liebe hat Hafis
so gänzlich durchdrungen,

dass sie mich zu Asche verwandelt

und befreit hat

von jedem Begriff, jeder Vorstellung,

die mein Verstand

jemals kannte." [23]

Sie lauscht und vernimmt die Stille ... die Stille der Stille der Stille. Es können Stunden vergangen sein oder auch nur Minuten. Sie weiß es nicht. Allerdings gemahnt die hereingebrochene Nacht an Vergängliches. Dennoch, obwohl Stunden vergehen, Tage vergehen, Jahre vergehen ... Stille ist ... ist ... ist. Ist ohne Geburt und Tod.

Vor dem Einschlafen taucht ‚Mum' vor ihrem inneren Auge auf. Richtig, sie war es, wodurch sie, die durch den ‚Dunklen' Traumatisierte, wieder zu Leben kam. Sie hört ihre eindringliche Warnung, nie wieder allein zu diesem entlegenen Ort zu gehen. Es gäbe sehr gefährliche Verrückte, die Frauen anfielen.[24] Noch immer wach liegend, vertieft sich ihr neues Verständnis von diesem Überfall durch den ‚Dunklen'. „Lasset die Toten die Toten begraben"[25], dieser Befehl des Auferstandenen steht so in der Bibel, und sie fügt für sich selbst hinzu, dass das Leben – wirkliches Leben – hier und jetzt ist. Der ‚Dunkle' hatte sie in der Tat äußerst unsanft in die Gegenwart gestoßen. Jetzt in ihren Kissen liegend, dankt sie ihm dafür, dass sie wachgerüttelt wurde durch ihn. Möge er heil werden, sein Selbstsein

23 A.a.O.

24 „Morde werden auf Palau begangen von Männern, die in einem Drogen-Taumel nicht mehr in der Lage sind, ihre Affekte steuern zu können, mit schrecklichen Folgen für den Täter und das Opfer." Zeitmagazin 1987

25 Lukas 9:60

entschlossen erstreben und entdecken. Und es beschleicht sie die Erinnerung, dass sie im Gespräch mit Führenden des Gesundheitswesens in Aussicht stellte, dass sie einen Beitrag leisten wolle zur Lösung des ‚Problems Nummer 1', mit welchem sie ganz leibhaftig konfrontiert worden war durch das, was ihr mit dem ‚Dunklen' zugestoßen war. Das Problem war dieses: Infolge des Drogenkonsums war auf Palau ein rasanter Anstieg von Gräueltaten zu verzeichnen. Der Anstieg korrelierte mit dem Anstieg von Alkohol- und Drogenabhängigkeit. Dieses ‚Problem Nummer 1' müsse eingedämmt werden, hatten sie damals miteinander festgestellt. Ihr Versprechen einzuhalten, steht noch aus. Betroffen davon, schläft sie ein.

Dasein

Achter Tag

Nach nur wenigen Stunden, noch vor Sonnenaufgang, wacht sie von einer Unruhe erfasst auf. Morgen ist Abreisetag, und sie hat noch nicht das Kernereignis ihres Aufenthaltes in Ngival berührt. In der Tat war die tiefste Erfüllung während ihrer damaligen Südseereise die ganz besondere Begegnung mit ‚Mum' gewesen, die ihr, der Fremden, die vorgab, eine Journalistin zu sein, ihre Hütte, zutreffender gesagt, ihr wissendes Herz öffnete. „Al fine il dolce", diese italienische Redensart wird auch als Metapher verwendet: Endlich erlaubt der Beziehungskontext des Geliebten ihm, Zeit zu haben für seine ‚süße' Geliebte. Wie beglückt war sie – mit ihm – damals, als sie dies in gegenseitiger glühender Hingabe erlebte. Aber jetzt – hier und jetzt – gilt es, ihre Scheu zu überwinden. Als ihr dies nicht sofort gelingt, beschließt sie, an ihrem letzten Tag vor der Abreise dieses himmlische Ereignis zu Papier bringen. Sich mit oft missbrauchten und entstellten, ihres Urklangs beraubten Worten tastend auseinanderzusetzen, experimentierend, hoffentlich, ohne das Delikate des Erlebten zu verfremden oder so zu enthüllen, dass geheimnisvolles Staunen verloren geht. Doch zunächst greift sie in der beginnenden Dämmerung noch einmal zu ihren damaligen Aufzeichnungen:

> *Nun, es ereignete sich vor der Erfahrung mit dem ‚Dunklen', jedoch an demselbigen Tag. Ich war frühmorgens mit dem dritten Weckruf der Hähne aufgestanden und zum Hügel – für die Insulaner der Berg – hinaufgestiegen. Ich hatte dort am Grab ein heilendes Zwiegespräch mit Mama, wie bereits erzählt. Durch dieses hatte ich in mir die begrabene Lebendigkeit zurückgewonnen, hatte die Zeit völlig vergessen und ging, wie hirngewaschen, denn der Tod und die Toten hatten, so fühlte ich es, ihre Macht über mich verloren, zurück. Hüpfte singend die Stufen hinunter und eilte zu ‚Mum'. Wie vermutet, hatte sie längst auf mich gewartet. Das köstliche Frühstück war am Boden zubereitet. Zu Papaya gab es Kokosnuss, Kokosmilch, dann Bananen, gebacken und roh, Ei und Tarok, die Rübenknolle. Diese zu ernten, erforderte, dass die Frauen stundenlang im Süßwassersumpf standen, weshalb viele unter ihnen, wie Mum auch, an Rheuma und Arthrose erkrankten.*

Diese Frühstücksschilderung kitzelt ihren Gaumen jetzt, so früh am Morgen, sehr. Auch ihr Magen fängt an zu knurren und verlangt ein vernünftiges Essen. Sie wirft einen vorauseilenden Blick auf den Tag. „Ja, sicher", sagt sie, aus dem Bett springend, „ich werde mich gut zu organisieren haben." Wie damals zählen jetzt die Minuten. Unten beim Kühlschrank angekommen, entdeckt sie, dass nichts vorhanden ist für ein kräftiges und erfrischendes Mahl. Sie eilt den steinigen Bergweg hinunter zur nahegelegenen Famiglia Cooperativa. Trotz der Eile nimmt sie wahr, dass die Wolken weniger tief hängen und es heute wohl einige regenfreie Stunden geben konnte. So gerne würde sie zum 1000 Meter hoch gelegenen San Pietro aufsteigen, um dem Misone näher zu sein, dessen Spitze, allerdings nochmals 1000 Meter höher, soeben ganz keck den Himmel küsst. Welch immer neu überraschendes Liebesspiel von Wolken und Licht sich in den Bergen zuträgt! Sie liebt es stets aufs Neue, davon Zeuge zu sein. In der Cooperativa angelangt, hat sie schnell ihre sieben Sachen zusammen: Bergkäse aus der Region, Orangenmarmelade – auch aus der Region, Eier, ein paar Kerzen und natürlich ein knuspriges Baguette. Zurück im Haus, ist der Earl Grey schnell gebrüht und verbreitet seinen unvergleichlichen Duft. Während des Frühstücks sitzt sie an ihrem viel bewunderten alten Holztisch aus Nussbaum. Oder sitzt sie doch am Boden in Mum's Hütte? Ihre ‚Mum' schräg hinter ihr in ihrem Sessel sitzend, wie damals? Wieder erlebt sie staunend dieses Zugleich dort und hier.

Sie sieht, wie ‚Mum' in einem Buch blättert und sich etwas anschaut, dann zu ihr schaut, dies einige Male, als würde sie Vergleiche anstellen. Sie indessen lässt es sich schmecken, und dann, gesättigt, schaut sie voller Dank zu ‚Mum' hinüber. Diese winkt sie mit dem Zeigefinger zu sich. Herzensregungen waren ihre gemeinsame Sprache, denn ‚Mum' sprach Palauisch, kein Deutsch und auch kein Englisch, wie es die Generation nach ihr dann konnte ... Dieses unbeschreibliche Schauen durch Zeit und Raum, sich dort wahrnehmend und zugleich hier am Nussbaumtisch sitzend, überrascht sie aufs Neue. Sie sieht, was damals geschehen ist. Sieht sich – dem winkenden Finger folgend – in ‚Mum's Nähe gehen, sieht auf deren Schoß die Bibel liegen. ‚Mum' nimmt das in ihr aufbewahrte Foto in die Hand, deutet auf einzelne Personen und sagt die Namen meiner Eltern und meiner damals bereits lebenden Geschwister, als wären sie sich erst gestern begegnet. Dann deutet sie auf mich und sagt meinen Namen, schaut fragend, und ich nicke – taumelnd vor Freude, mich mühsam aufrecht haltend.

Dann gab es kein Halten mehr. Mums schmerzender, schwerer Leib federte in die Höhe, Laute ausstoßend: „Oh, oh, oh, ai, ai!" Und jetzt rollt lebendig Erinnertes in den Küchenraum: Du packtest mich, Mum, umarmtest mich. Wir drehten uns tanzend, stampfend im Kreis. Drücken, Küssen, Tränen, Lachen. Und immer wieder hörte ich meinen Namen, wie ich ihn noch nie aus eines Menschen Mund je gehört hatte, vernahm seinen königlichen Klang. Wir atmeten Liebe. Es riss uns zu Boden. Die Erde hielt uns. Der Himmel leuchtete. ‚Herz', sagte ich damals zu mir, ‚sei jetzt stark. Sei stark, stärker als der Tod.' Verrostete Türen sprangen auf, Ketten fielen zu Boden, Posaunenklänge. Dann, als wäre der Freudentaumel zu viel für die kranken Knochen, richtetest Du Dich, Mum, zum Sitzen auf. Jetzt fühltest Du wieder die Schmerzen. Ich deutete Dir, Dich doch wieder hinzulegen, und begann die wehen Glieder auszustreichen und die Fußsohlen, dieses Wurzelgebilde, leicht zu kneten. Alle Schmerzen wollte ich aus Dir herausstreichen. Und wirklich, Dein Lächeln kehrte zurück. Und tiefes Atmen strömte zwischen uns, zeitlos in alle Ewigkeit.

Wir hielten und halten uns noch heute. Lächeln – seliges Lächeln. Da war nur noch Dasein, Schönheit, unvergängliche Glückseligkeit. Stille, geschwängerte Stille – Leben eingefaltet. Reine Gegenwärtigkeit. Glückseliges Dasein. Stille ... Jetzt mischen sich Stimmen in diese Stille ein. Hört sie sie von draußen? Richtig, auf der Wiese vor dem Casa degli Artisti sind Jungen, die mit dem rollenden Ball ihren Spaß haben. Auch der Sekundentakt der Uhr wird hörbar. Sie versteht, der Sekundentakt ermahnt sie, ökonomisch mit ihrer noch verbleibenden Zeit umzugehen ...

Er ist eine nützliche Zeitkonstruktion. Nützlich, mehr nicht. Dieses unendliche „Hick-Hack, Tick-Tack". Das kann so richtig nerven, merkt sie, in Entfremdung führen und kaltes Erleben von Augenblicken der vergehenden Zeit hervorrufen und schließlich unweigerlich in die Gefangenschaft von Ende und Tod hineinführen. Vielleicht erfolgt Wiedergeburt, wie es die karmische Lehre für sich in Anspruch nimmt. Wiedergeburt solange, bis sich das Karma vollständig erfüllt hat, gelöst ist. Aber, wie gänzlich anders und entscheidend ist das Erleben von Gegenwärtigkeit, jetzt und hier!

„Aliii, Aliii"[26], jetzt dringen andere Stimmen in ihr Ohr. ‚Mum' und sie gehen miteinander durch den Ort Ngival. ‚Mum' will sie unbedingt einigen Dorfbewohnern vorstellen, Älteren, wie ‚Mum' selbst eine war, die das Wirken ihrer Eltern und das tragische Ende vor über 40 Jahren miterlebt hatten. Alle, die sie treffen, drücken mit ihren leuchtenden Augen Freude aus, sie zu sehen. Aus Muscheln und Schildplatt gefertigten Schmuck und allerliebste Täschchen bringen sie herbei. Berühren sie, umarmen, streicheln sie,

26 geschrieben „A-Lee" heißt Hallo

beteuern, dass sie immer zu ihnen gehöre, und dass Palau ihre Heimat sei. Kinder, Enkelkinder schleichen wissbegierig um sie herum, anmutig und in entspannter Wachheit. Sie, die zeitlebens ein Fremdling war, die Zugehörigkeit und Heimat wie Fremdwörter erlebte, wird wie eine Heldin gefeiert. Nun seien die dunklen, schweren Schatten, sagen diese Leute, auch für sie gewichen. Sie alle tanzen zum innersten Gesang der Seelen, die sich wiedergefunden haben.

Schließlich kommen sie in der Hütte von ‚Mum's Tochter an. ‚Mum' zeigte ihr voller Stolz Kühlschrank und Gasherd. Das können sich nicht viele leisten, sagt ‚Mum'. Elektrisches Licht gibt es derzeit für alle nur eine Stunde lang am Abend. Sie weist auf ein Foto. Eine ihrer Töchter – sie sei umgekommen bei einer Speedbootfahrt. Sie und ihr Begleiter hätten es nicht geschafft, mit der richtigen Welle ins Innere des Riffs zu kommen. Das Boot sei gekentert und sie seien ertrunken. Es schüttelt sie. Es war kaum zwei Tage her, dass sie selbst bei ungestümem Wellengang für sich, den Steuermann und seinen Freund ums Leben bangte. Für sie drei ging alles gut aus ... Sie durfte an Land kommen und und ihre Wiederkunft beseligend mit Mum erleben. Warum? fragt sie sich jetzt erneut:

Warum bin ich lebend davongekommen, ich und andere nicht? Wer führt Regie im Leben? Das ist immer wieder die Frage. Bin ich dem Schicksal blindlings ausgeliefert, oder bin ich an dem, was mit Schicksal bezeichnet wird, weit mehr beteiligt, als ich oft wahrhaben wollte und will? Fragen, Fragen. So viel Paradoxes begegnet mir im Leben, das der Verstand nicht zu lösen vermag – es resultiert wohl aus dem Verstand. Nur das Leben selbst löst sie auf. Ist nicht ein sogenanntes verfehltes Ziel immer auch ein erreichtes Ziel? Eine Notwendigkeit, die sich im Zusammenspiel mit Umständen ergibt? Von außen gesehen, bezeichne ich, bezeichnet man es vielleicht als einen tragischen Unfall, wie dies für ‚Mum' in Bezug auf ihre Tochter zutraf. Ob die Tochter oder andere Personen, denen Ähnliches widerfahren ist, nicht zu einer völlig anderen Beurteilung kommen würden?

Sie sieht ‚Mum' in ihrer Wohnstatt in Ngival. Müde geworden vom Gang durch das Dorf sitzt sie in ihrem Sessel, um sich zu erholen. Ihre Augen sind geschlossen. Sie selbst, etwas steif und müde geworden vom Schreiben und Sitzen, legt den Stift weg. Vor dem Fenster zeigt sich anbrechende Dunkelheit. Sie überlässt sich der Dämmerstunde und erinnert die tiefe Dunkelheit der Tropennächte, die schnell hereinbrechen – Palmenrauschen, Hundegebell, Laternenlichter da und dort. Sterne – keine. Exakt wie hier! Keine Sterne, nur tief hängende Regenwolken. Exakt wie hier. Sie staunt.

Am Rande der Zeit

Wieder meldet sich Unruhe. „Hick-Hack, Tick-Tack". Heißt nicht ‚Unruhe' derjenige Teil der Uhr, der den Gang regelt? Genau, in dieser Bezeichnung schwingt, dass Zeitliches als Unruhe erlebt wird. Frieden, Ruhe, das Wissen darum, dass Ewiges ist … ist … ist, sind zeitlos. Darin leben, weben, aber letztlich ist sie. Hier und jetzt ist das Tor zu unaussprechlichem Immersein. Zu Glückseligkeit, die von jeher ist. Ohne Geburt und Tod ist. Es ist ihre – und aller – Urnatur. „Hick-Hack, Tick-Tack ..."

Sie wird noch unruhiger und bemerkt, dass sie seit dem Frühstück nichts mehr zu sich genommen hat. Leichtfüßig geht sie die Treppe hinunter in ihre geliebte Cucina, die einst Teil des Stalls war, bevor das uralte Haus umgebaut und von ihr danach entsprechend renoviert worden war. Sie kocht ein leichtes schmackhaftes Nachtmahl – Reis mit Gemüse, Käse zum Abrunden. Die Trentiner im ihnen geläufigen Dialekt sagen es so: „La bacca non è stracca se non sa da vacca." Auf eine gängige deutsche Version gebracht, heißt das: „Käse schließt den Magen." Allerdings gibt sie nichts wieder vom Maul, das sich nicht zufrieden gibt, ohne die Kuh geschmeckt zu haben. Sie genehmigt sich, vom geöffneten Marzemino Bekömmliches zu trinken. Ein Wein, der es in sich hat – wie das Singspiel „Figaros Hochzeit", dessen eine Figur die Marzelline ist, woraus der Name Marzemino abgeleitet wurde, um den Aufenthalt Mozarts im Rovereto zu würdigen. In dieser Region nämlich wird diese verführerische Traube angebaut – All diese Köstlichkeiten lässt sie sich schmecken. Köstlichkeiten, die die Erde trotz der Menschengier und entsprechender Misshandlung zwecks optimaler Nutzbarmachung immer noch hervorbringt. Sie gedenkt ‚Mum's Großherzigkeit, die alles, sich selbst und was sie hatte, mit ihr teilte. Doch was ist das? Dieses plötzliche krampfende, tränennahe Weh in ihrem Herz? Ist es der Abschiedsschmerz von damals? Schnell verlässt sie die Küche und steigt die Treppe hinauf. Längst ist der Schreibtisch eine Zufluchtsstätte geworden, zu dem sie alles trägt, was sie anweht und bewegt. Dort angelangt, erlebt sie die heranrollenden Wogen schmerzlicher Dankbarkeit – von Müdigkeit als Reaktion auf das Essen und den Weingenuss keine Spur.

„Mum", sagt sie, „Du sollst in einer Hymne gepriesen sein. Immer, wenn ich meinen Namen aus Deinem Munde vernehme, mit Deiner Stimme höre, erlebe ich königliches Dasein." Da reißt sie Sehnsucht zu Boden. Sie bebt, sie schluchzt, lacht …, alles in einem. Schmerz und auch Güte durchströmen sie, während sie in Bilder eintaucht, leuchtende Gesichter sieht, Hände, die ihr Kleinodien schenken. Jetzt hört sie die Stimme von ‚Mum': „Komm bald wieder, hörst Du! Beltikerug!"[27] Das Boot nimmt Fahrt auf. Erst in einiger Entfernung von der Einstiegsstelle, als ‚Mum's Gestalt undeutlich wird und sich dann auflöst, laufen die Tränen, begleitet von Stoßgebeten glühenden Dankes an ihre große schwarze ‚Mum'. „Ewig seist Du gepriesen! Nur für dreieinhalb Tage auf der ‚Hick-Hack'-, auf der digitalen Zeitachse gemessen, waren wir zusammen. Ich erlebte Glückseligkeit – für immer."

Ewiges hat sich ereignet auf der Welle des Jetzt. Das Mitternachtsschlagen der nahen Turmuhr bringt sie wieder in ihre vier Wände. Der zwölfte Schlag holt sie an ihren Schreibtisch zurück. Ist es vermessen, Worte finden zu wollen für Unaussprechliches? Wird es am Ende nicht ein kitschiger Erguss sein? Sie findet keine Antwort darauf und fängt an zu schreiben, nennt es „Preislied auf Mum ESUROI – gewidmet meiner großen, schwarzen ‚Mum'":

27 Ein Insulanerwort, es heißt: „Ich habe dein Herz gefunden" und steht für unser abstraktes Wort "Liebe".

Du standest auf, kamst auf mich zu und sagtest: „Ich bin Deine Mum, solange du hier weilst und mich brauchst." Es blitzten vom Saft der Betelnuss die rot gefärbten Zähne aus dem vom Sprechen bewegten, weich belippten Mund. Dein grau-krauses Haar umrahmte Dein offenes breitflächiges Gesicht mit markanten Backenknochen. Daraus schauten blau-grau-braun-grüne Augen, um Urgründe wissende Augen, und um das aus ihnen aufsteigende Licht. Du fixiertest nichts – auch mich nicht. Dein Blick war offen und weit. Hoch getragenen Hauptes gingst Du voran. Ich folgte Deiner hoch aufgerichteten Gestalt. Dann, ohne zu zögern, kurz und knapp zur Orientierung der Fremden, die ich war, sagtest Du: „Folge mir!" Sonnenklar war mir, was Du sagtest, ohne es wortwörtlich zu verstehen, geschweige denn, Deine Sprache sprechen zu können. Ich folgte also fraglos mit brennendem Herzen, hatte sich doch jetzt entschieden, dass ich bleiben konnte am Ort meiner frühesten Kindheit – meiner ersten neun Monate. Schritt für Schritt folgte ich – überglücklich. Du trugst Deinen schweren, vom vielen Ernten in den Sümpfen, wo die Taroknolle wächst, etwas müden und von Arthrose gequälten Leib. Großherzigkeit, Stolz, Würde, in Stille geborgene Weisheit strahltest Du aus, königliche Clan-Frau, Du. Bei Deiner Heimstatt angekommen, war die Kokosnuss mit dem wohl immer bereit liegenden Beil schnell abgehackt. Du teiltest sie, sammeltest die Milch, überreichtest den Willkommenstrunk mit der Geste reinsten Gebens. Wir tauschten unsere Blicke geheimnisvoll umwobener Herzlichkeit. Wer führte hier Regie? Mir, der Fremden, die vorgab, eine Journalistin aus Deutschland zu sein, widerfuhren solche Herzenswonnen? Du tratst in Deine Wohnstatt ein, mich, die von ihrer Sehnsucht Geführte, hießest Du zu folgen. Ein weiter Raum öffnete sich, und hinter einer Trennwand wiesest Du auf ein weiß bezogenes Feldbett. „Hier wirst Du schlafen!" Blitzartig kam mir in den Sinn, dass dieses Bett viele Jahre lang auf mich gewartet hatte in einer Hütte, die, wie alle Hütten hier, von Betten nichts wissen konnte. Erneut frug sich's in mir, wer hier Regie führt? „Fühl' Dich zu Hause", empfing mein Ohr. Dieses Wort ‚zu Hause', dieses bisher als Unwort erlebte Wort, öffnete sich jetzt wie eine Blume dem Sonnenlicht, verhieß mir, endlich angekommen zu sein. Ich, ein Fremdling in dieser Welt, war nach Hause gekommen. Und alsbald waren wir alle versammelt – die beiden Kinder, die Du in Obhut hattest – Lesai, Dein Enkelkind, anschmiegsam und liebreizend, und Philipp, der Jüngste Deiner Kinder – ein gespannter Bogen seine Statur mit blitzend weißen Zähnen im hellwachen Gesicht. Ich selbst voll stiller Freude, Dein starkes Frau- und Muttersein einatmend. ‚Mum', Liebe, Du, hörst Du mein Danklied? Tochter von Misch Telin A. Teblang und Umerang A. Telin, Schwester von sechs Brüdern und sechs Schwestern, Mutter von neun Kindern, Groß- und Ur-Großmutter von 27 an der Zahl. Darüber hinaus Eingeborene – Du – Deines tapferen, eigenständigen und klugen Volkes, das sich keiner der sich seiner bemächtigenden Weltmächte unterwarf, nicht den Deutschen noch den Japanern und auch nicht den Amerikanern der United States. Palauerin, Du, verwurzelt im Boden des Südsee-Archipels, bewohnt von Menschen, reich des Goldes der Menschlichkeit. „Licht", wiesest Du mich an, „… nimm Licht mit, wenn Du hinaus gehst in die Dunkelheit. Wir gehen nie ohne Licht, wegen der Geister, die sich herumtreiben." Du reichtest mir die Laterne. Du eiltest davon zu einem Elternabend, ich eilte zum Hügel, hinauf, den ich noch vor Sonnenuntergang entdeckt und kurz bestiegen hatte. Inzwischen war es Nacht geworden, und ich besuchte nochmals das Grab von Mama mit Else und auch die Gedenkstätte von Vaters erster Frau und deren Erstgeborenem. Monsunregen trieb mich glücklicherweise zurück, und ich stieg wankend ob der Wucht der Welle aus Schmerz, Trauer und tiefster Freude wieder hinab zum Dorf, schlich an Euch am Boden Liegenden, bereits Schlafenden vorbei und gelangte zu meinem Bett und tauchte alsbald ein ins wundersame Reich des Schlafes … Noch eine Strophe des Dich preisenden Liedes möchte ich Dir zu Gehör bringen. Und es wäre ganz wunderbar, jetzt Dir ganz nahe zu sein, gerade so, wie wir – Du, die beiden Kinder und ich – damals am Boden uns einander berührend zusammensaßen, Blicke tauschend, ich sprühend vor Dankbarkeit und Zärtlichkeit. Höre, ‚Mum', die nun folgende Strophe ist wie alle anderen auch getragen vom Ostinato des Meeres – seinem hervorbrechenden und wieder zurückflutenden Rauschen immerfort – immerfort. Doch diese Strophe besingt den ‚Dunklen', seinen Übergriff, unser immer um ein Haar vom Tode getrenntes zeitliches

Leben. Wir wissen beide, dass es gut ausgegangen ist. Am nächsten Morgen nämlich, nach dem köstlichen Frühstück und nachdem Du mich erkannt und überführt hattest, wir in einem Freudentaumel schreiend, tanzend und schließlich zu Boden gefallen uns in den Armen lagen, stieg ich noch einmal hinauf zum Hügel zur einstigen Wohnstatt. In meiner kleinen Umhängetasche waren Tagebuch, Stifte und die Reclam-Ausgabe mit einer Auswahl von Meister Eckharts Traktaten und Predigten. Ich saß auf der Einfassung des Grabes, schaute selbstvergessen hinaus zum Riff, lauschte der ewigen Melodie des Ozeans, las, träumte in Seligkeit. Und es kreiste, bäuchlings auf dem Farnteppich liegend, der höchst paradoxe wie kryptische Satz Meister Eckharts in mir, den ich etwas abgewandelt ins Tagebuch so geschrieben hatte: „Ich sitze am Ort, wo selbst der Tod ein Leben ist", als – blitzartig, vergleichbar einer Schlange, die plötzlich heranschleicht und sich emporrichtet – ein mit Regenpelerine und dunkler Sonnenbrille bis zur Unkenntlichkeit verkleideter kraftvoller junger Mann vor mir stand. Mit gezücktem Messer stand er da. Er war von mittelgroßer Statur und schrie in englischer Sprache: „Komm mit mir!" Das gezückte Messer in der einen Hand, mit der anderen mich am Handgelenk packend, mich mit sich fortreißen wollend. „Oh Himmel, halt ein! Bring den Rasenden zur Besinnung!", stammelte ich und brachte ein ausgestoßenes „Stopp" und „No" zum Ausdruck. Dem Segen der Toten und der unbedingten Güte des Himmels verdanke ich, dass ich klar und hellwach ihm untrüglich durch seine

Brille hindurch in seine Augen hinein vermitteln konnte, dass meine Mission, hier zu sein, eine ganz andere war, als ihm zu folgen. Er ließ dann ab, zog sich zurück und verschwand im dichten Gebüsch, mir hinterher deklamierend, dass es ein nächstes Mal kein Entrinnen geben würde. Ich indessen, blutleer und zitternd an Leib und Seele, setze furchtsame Schritte hinunter zu Dir. Du nahmst mich in Deine Arme, sagtest: „Ja, es gibt Verrückte hier, und sie können sehr gefährlich werden, morden und totschlagen. Gehe nie wieder alleine an diesen abgelegenen Ort." Du meintest den Hügel, wo heute nur noch Pfahlstümpfe unseres Wohnhauses zu sehen sind, das Grab und die Gedenkstätte. In Deinen Armen atmete ich Schutz, Geborgenheit und fand zurück zum strömenden Leben. Große schwarze ‚Mum', es gäbe noch so vieles zu besingen. So die Sturmflut meiner sich erfüllt habenden Sehnsucht – die aufgesprengten Kerkertüren meines Herzens. Nicht zuletzt das Ende meines Fremdseins in dieser Welt, die voll von berückender Schönheit ist und voll des Zusammenspiels der Elemente, und – ganz zu schweigen vom Gold der Liebe und des Geliebtseins, von Glückseligkeit, wie wir dies erfuhren, Du und ich. Da ist nur noch glühendes Danken, Stammeln des Unaussprechlichen. Ich höre Dein „Oh, Oh, Oh", als Du außer Dir vor Freude in der zur Frau Herangereiften das damalige Baby erkanntest und ausstießest: „Endlich hast du zurückgefunden, Du, Du …" Und sagtest meinen Namen in einem Klang, wie ihn nur Dein Herz zum Klingen bringen konnte. "Beltikerug", dies eine Wort. „Ich habe dein Herz gefunden." Dies eine Wort ist das Alpha und Omega unserer unauslotbaren Begegnung. Von Ewigkeit zu Ewigkeit seist Du mit diesem Lied gepriesen, und das, was sich durch Dich zugetragen hat an Güte, weiser Menschlichkeit und leuchtender Mütterlichkeit. Das alles bist Du, liebe ‚Mum' ESUROI ALBINE TELIN LUKAS.

Der Stift ist leer geschrieben. Ein dritter – oder ist es bereits ein vierter? – liegt schon bereit. Zeit, lebt sie in der Zeit? Was ist Zeit? Was ist Raum? Sie ist hier und dort zugleich. Staunen! Stets aufs Neue, wie beim ersten Mal ihres Erlebens von Koinzidenz. „Mum", ruft sie – lachend und weinend in einem, bricht es aus ihr hervor. „Mum, warte noch ein Weilchen, wir werden uns bald wiedersehen. Am liebsten gleich morgen. Doch sind wir nicht jetzt und hier zusammen?" Eine Woge von pulsierender Lebensenergie durchflutet sie. Sie springt auf und ist nicht mehr zu halten. Sie stürmt hinaus, stürmt die Treppen hinauf und wieder hinunter. Dreimal, das alte Steinhaus hat drei Stockwerke. Es wird ihr schwindlig. Der Atem reicht nicht. Keuchend stößt sie Töne aus, milde, wilde, tiefe, hohe, schrille, dreht sich stampfend im Raum, wo sie sitzend geschrieben hat. Dann formt sich die Melodie, die tiefsten Frieden atmet. „Mum, wir sind zusammen, wie damals, als wir einander gegenübersaßen – Blicke tauschend voller Zärtlichkeit."

Dies alles geschah in nicht einmal dreieinhalb Tagen, die erfüllt waren von todloser Glückseligkeit – erlebt auf einem Fleckchen Erde, wo das Grab ihrer Mutter zu suchen und zu finden war. Unfassbar.

Erste Sonnenstrahlen klettern den Hang gegenüber hinauf. Licht, immer mehr Licht ergießt sich. Die für Italien untypischen monsunartigen Regenfälle sind vorbei, als wären sie nie gewesen. Morgendämmerung – der Tag kommt eilenden, aber sehr leisen Schrittes herauf. Sie rappelt sich zurecht und sieht die irgendwie hingekritzelten Sätze auf dem letzten Blatt:

> *Möge zu allen Zeiten dieser gestammelte Lobpreis aufgehoben sein im immer neuen und zugleich uralten Manifest der Liebe – der allumfassenden, unbedingten Liebe.*

Sie weiß, wie damals, als sie sich zur Reise entschlossen hatte, ihr Herz wird stark sein müssen. Und wie damals, als sie ihre schwarze ‚Mum Esuroi' zurückließ, spürt sie die Brandwunden der Liebe. Fraglos hieß sie damals, wie auch jetzt, das unermessliche Leben willkommen. „Willkommen Leben!", ruft sie. „Willkommen! Niemals wird Tod das letzte Wort sein. Niemals."

Abreise: und weiter …

Neunter Tag

Heftiges Vogelgezwitscher dringt zu ihr durch und holt sie – „hick-hack, klick-klack, tick-tack" – in ihren Abreisetag. Nach dem sie kräftigenden Frühstück – es gibt Reste zu essen – heißt es Kofferpacken. Dann das Haus in Ordnung bringen: Gas, Wasser und Strom abschalten. Eiligst. Nach diesem Wirbel treppauf, treppab steht ihr Gepäck im Vorraum. Noch zwei, drei Abschiedstelefonate, dann ruft sie ihren Taxifreund an, der sie nach Rovereto bingt. Dort nimmt der EC-Zug sie in Empfang und schaukelt sie über den Brenner nach München. Sie überlässt sich der jetzt aufkommenden Müdigkeit infolge des fehlenden Schlafes. Dies fällt ihr ganz leicht, liebt sie doch das Zugfahren – wohl nicht zuletzt, weil sie einst in der Transsibirischen Eisenbahn den einrissigsten Trennungsschmerz infolge des frühen Sterbens ihrer Mama überlebt und verkraftet hatte. Der Zug fährt, für sie wie immer beruhigend, seinen Schienenweg. Sie lässt ihren Erinnerungen an diese ‚zweiten' dreieinhalb Tage ihren freien Lauf. Diese folgten einer ganz anderen Dynamik als damals. Nachdem bekannt geworden war, wer sie, die Journalistin, in Wirklichkeit war, wurde sie gefeiert, eingeladen und mit Ausflügen reichlich beschenkt. Sie nimmt ihr Tagebuch aus dem Koffer und liest:

> *Zunächst gab es noch ein berührendes und tief erfreuliches Wiedererkennungsintermezzo mit Tatzko, die für mich, das damalige Baby, als Kindermädchen ins Haus geholt worden war. Mit einem Tonband ausgestattet, trat ich ein letztes Mal als Journalistin beziehungsweise Reporterin auf, betrat ihre Hütte gemeinsam mit der ihr wohlbekannten Pfarrersfrau Theo, die das Spiel gerne mitmachte, und den für Tatzko überfallartigen Besuch überhaupt ermöglichte. Ich erklärte ihr ziemlich lakonisch – Theo übersetzte –, dass mich die Zeit nach dem Zweiten Weltkrieg und auch davor sehr interessiere. Was sie denn für Erinnerungen habe an diese Zeit. Und während sie erzählte und mich musterte, erzählte sie plötzlich auch von meinen Eltern, und dass sie in diesem*

Haus ein kleines Baby in Obhut hatte. Während sie über meine Eltern redete, mich anschaute und dann über das Baby sprach und mich noch durchdringender anschaute, sagte sie: „Du siehst ihnen ähnlich. Wer bist Du?" „Ich bin dieses damalige Baby", antwortete ich in die aufgeladene Stille hinein. Ein Schrei, Tatzko drückte, küsste mich, meinen Namen sofort erinnernd und ausrufend.

Am anderen Ende des lang sich hinziehenden Raumes sitzend, wunderte sich ihr Mann über das, was sich zutrug.

Ich hing an ihren Lippen, und sie erzählte mir, worüber noch nie jemand ein Wort verloren hatte, denn Mama war ja tot, und wer sollte mir da was erzählt haben von der Kleinen, die, bis sie dann letztlich neun Monate alt war, in ihrer Obhut war. Was sie sagte, war so sehr in Übereinstimmung mit dem, wie ich mein Kind in mir spürte oder wahrgenommen hatte. Ich wunderte mich keineswegs mehr darüber, dass, als ich die Stimme und Musik der Palau-Sprache hörte, mein Herz Sprünge machte. Ich soll, wie sie sagte, schon auf palauisch geäußerte Anweisungen verstanden und sie befolgt haben, indem ich dieses und jenes herbeibrachte. Und noch einmal brach Jubel und Freude aus.

Nun liegt bereits die Hälfte der Rückreise hinter ihr und somit die Überquerung des Brennero. Die Eintragungen gehen noch weiter, und sie – trotz der Müdigkeit voll brennender Neugier, liest gebannt:

Tatsko konnte es nicht fassen und erzählte mir voller Freude, dass soeben und während dieser Tage das Begrüßungsritual des erstgeborenen Kindes ihrer jüngsten Tochter gefeiert würde. Dieses jahrhundertealte Fest würde ausgerichtet vom Bruder der Mutter, also vom Onkel der jungen Frau, die reich beschenkt würde vom Clan des Kindsvaters, zu dem sie dann ab diesem Zeitpunkt gehörte. Tatsko erklärte nachdrücklich, dass sie sich sehr freuen würde, wenn ich als Gast dabei sei. Was konnte ich mir Schöneres wünschen? Ich war alsbald dort und sah die mit Blumengirlanden geschmückte Königinmutter und ihr Baby. Sie saßen in einem Zuber mit von Kräutern angereichertem körpertemperaturwarmen Wasser, eben der Temperatur, die das Baby gewohnt war. Die Frauen des Clans bewunderten die beiden, während die Männer keinen Zutritt hatten. Sie hielten sich auf der gegenüberliegenden Seite auf. Dieser wunderbare Empfang der Neuankömmlinge in dieser Welt entfachte meine stürmische Mitfreude: Einmal freute ich mich für mich selbst, dass mein Angekommensein in dieser Welt sich unter so schönen Menschen vollzogen hatte, zum anderen war ich unermesslich glücklich darüber, wie diese schwarzen Frauen ihr Frau- und Muttersein feierten.

Nach dieser letzten Journalisten-Episode verging die restliche Zeit wie im Fluge. Ich genoss es, als jüngst lebende Tochter meiner sehr geschätzten Eltern umjubelt zu sein. Ich erlebte eine wunderbare Leichtigkeit. Erfinderisch, wie das Leben selbst, spielte ich mit. Wen sollte ich nicht alles besuchen! Wer wollte mich nicht auch noch sehen und berühren! Es war so ergreifend, und die paar Nächte verkürzten sich auf ein Minimum. Schließlich brach die letzte Nacht heran. Ich war zurück in meiner ‚Bed & Breakfast' Lokalität. Dort, nochmals spät, wurde ich aufgesucht, um allerliebste Geschenke entgegenzunehmen. Dann, am nächsten Tag frühmorgens, heißt es Abschied zu nehmen von diesen ‚ersten' dreieinhalb Tagen. Er verlief stürmisch: Zärtliche Worte, Umarmungen, Küsse, Augen und Augenblicke, kaum erlebt, schon zerronnen. Zu einzigartig, als dass sie sich halten, wiederholen oder aufsummieren ließen. Flüchtig wie das Jetzt und ebenso unverfügbar. Als ich schließlich zum Flughafen fuhr, kamen Grüße durch den Taxifunk. Beschwörungen, dass ich doch bald wiederkommen möge. Dann, am Flughafen nochmals: Frauen, große Mütter Palaus, mit Geschenken und Blumengirlanden. Ich taumelte geschmückt zum Flugzeug. Meine Sinne, ich, konnten all das nicht mehr fassen. „Lebt wohl, lebt alle wohl!", stieß ich im Stillen, vielleicht auch laut, unentwegt aus. „Ihr mit dem unaussprechlichen Licht in euren dunklen Augen und Leibern. Beltikerug. Unsere Herzen haben sich gefunden. Ja, wirklich, unsere Herzen haben sich gefunden."

Ich flog über das Archipel, sah die Inseln wie Riesenchampignons aus dem Wasser ragen, und in mir flüsterte es: „Wunden werden zu Wundern."

Ein Ruck und noch einer, weniger heftig, wohl infolge einer Bremsung des Zuges. Sie schlägt mit dem Rücken gegen die Lehne. Ihr Puls, im Hals spürbares Klopfen, galoppiert. Jemand informiert mit freundlicher Stimme: „Endstation!“ Mitreisende stehen bereits dicht im Gang und schieben ihr Gepäck und sich selbst in Richtung Ausgang. Der Zug hält. Bereits morgen wird sie wieder Menschen mit ihren Lebensgeschichten begleiten, die alle voll bewusster oder unbewusster Sehnsucht geschwängert sind. Sehnen sich nicht alle nach glücklichen Tagen, nach einem guten Leben? Die Selbsterfahrung lehrt, dass die Tage glücklich sind, wenn der Mensch es ist. Er selbst ist der glückliche oder graue oder ganz unwirtliche Tag. Und was geht ihn mehr an als die Frage: Wer bin ich wirklich? Diese Frage hat sie, seit sie sich erinnern kann, bewegt. Und die Antwort darauf eröffnet sie sich, so gut sie kann, immer wieder und immer wieder und stets aufs Neue – mit und ohne Gegenüber. Sie weiß sich beschenkt, hat sie doch die Unermesslichkeit der Liebe tief erfahren, sodass das Wissen um Ewigsein unauslöschlich geworden ist. Was hat sie für diese ihr widerfahrene Güte geleistet? Im Grunde nichts, ist ihre Antwort. Alles ist Gnade.

Alles ist Gnade?

Gnade widerfährt dem Begnadigten – keineswegs als Ergebnis seiner willentlichen Anstrengungen. Im Gegenteil, wofür jemand begnadigt wird, ist gerade kein vorzeigbares Tun, für das er als Belohnung begnadigt wird. Allerdings ist es seine Aufgabe, die Gnade zu erkennen, ansonsten geht sie vorbei. Auch dieses Erkennen-Können, Erkennen-Dürfen ist Gnade. Darum, noch einmal: Alles ist Gnade. Selbst die als schrecklich, gnadenlos erfahrene Enttäuschung kann als gnädige Herausforderung gesehen und erlebt werden, als eine zwingende Kraft loszulassen, ein Zugrunde-gehen-Lassen des nur vergänglichen Glücks, als notwendiger Perspektivenwechsel hin zu ‚unverwüstlicher Glückseligkeit', die als Einssein erfahren wird. So ist letztlich der Mensch am Schicksal, das er meint, aufgetischt zu bekommen, zumindest insofern Mitgestalter, als er Stellung dazu bezieht, und wie er es vollendet. Leben und Lieben sind nicht nur in der Sprache fast ein und dasselbe. Und sie sind geschenkt. Geschenke leben davon, dass sie weitergeschenkt werden. Und sie überraschen. Überraschen so, wie eine Begnadigung überrascht.

Ungefähr acht Wochen nach ihrer Rückkehr aus ihrem Kurzurlaub staunt sie noch immer über dessen Verlauf. Auch jetzt noch ist des Staunens kein Ende. Nicht zuletzt, da sie nach dieser Zeit über Südsee-Freunde per Post erfährt, dass ihre ‚Mum' am 04. Juni dieses Jahres, zum Zeitpunkt ihres Kurzurlaubs, in das Reich, welches sie ‚das Verborgene' nennt, gereist ist. Ihr Sterben hatte sich exakt in der Nacht vollzogen, in der sie am Schreibtisch ihrer ‚Europäischen Südsee' durchgeschrieben hatte. Hatte sie vollkommen unwissentlich Sterbebegleitung und Totenwache abgehalten? Waren die Worte „Gepriesen seist du, ‚Mum', in alle Ewigkeit" exakt im Moment ihres letzten Ausatmens auf das Papier geflossen? „Es werden wohl meine Abschiedsworte gewesen sein", denkt sie gefasst und mit großer Wehmut. Eine oder zwei Sekunden später oder auch während dieser Sekunden, da sie diesen Lobpreis schriftlich zu Ende gebracht hatte, war wohl auf der messbaren Zeitachse der nur augenscheinliche Tod festgestellt worden.

Teil 2

Dank an alle Lesenden, die mit mir durch Teil 1 gereist sind, jetzt sind Sie dran, liebe Leserin, lieber Leser, mit Ihrer Geschichte – ihrem Geschenk, das weitergeschenkt sein will. ‚Every Person's Life is worth a Novel'[28] ist der Titel eines Buches von Erving Polster – meinem geschätzten wie geliebten Freund, bei dem ich die Gestalt-Therapie erlernte. Beginnen Sie ..., und Sie werden staunen.

28 Gestalt Journal Press 2011 (e-book)

Warum ein zweiter Teil? Im folgenden zweiten Teil hat es mich gereizt aufzuzeigen, dass unsere Wunderbarkeit, unser Ewigsein, und dessen Erfahrung nicht an eine wahnsinnig schöne Geschichte gebunden ist. Dass, wer wir sind, über Geschichten und Vorstellungen, selbst über Träume hinausgeht. Wir sind und werden sein – die, die wir waren, bevor wir wurden: aus Liebe Geborene und um der Liebe selbst willen Daseiende. Wir wohnen in ihr – der Liebe – und sie in uns. Sie ist nicht ohne uns und wir nicht ohne sie. Dieses Zuhause, unsere vollkommene Glückseligkeit, ist unverwüstlich, weil wir selbst vollkommen und unverwüstlich sind.

Als Kind habe ich Ball spielend nicht genug staunen können ob der Tatsache, dass jedes Mal, wenn ich den Ball niedergeschlagen hatte, er zu mir zurücksprang. Kein einziges Mal blieb er niedergeschlagen liegen. Und als ich experimentierend an meine Grenzen ging und so vehement, wie mir das damals möglich war, ihn nach unten schlug, da blieb mir die Luft weg. Er sprang weit über mich hinaus. Ich hatte Mühe, ihn zu bändigen, als er – Gott sei Dank – zu mir zurückfand. Das Erstaunlichste ist, dass dies ebenso auf unser Schicksal zutrifft, ob wir das wahrhaben wollen oder nicht. Ihm staunend zu begegnen, lässt uns erfahren, dass keine Niederlage, die wir uns zufügen, uns zu fesseln vermag. Im Niedergeschlagensein ist die Kraft, hoch über uns hinauszuspringen. Verborgen ist sie da, doch staunend zu entdecken. Und noch etwas: Es ist nicht dann so, wenn wir vielleicht in guter Stimmung sind oder dieses oder jenes erst einmal erreicht haben oder gar perfekt geworden sind – nein, ganz und gar nicht. Jetzt und hier, in diesem Moment und in allen folgenden Momenten ist das so. Unvorstellbar ist dieses IST!

Bleiben Sie dran, liebe Leser!

Innehalten ...
Todlosigkeit berühren

Abschaffung der Pferdefüße

Schaue ich auf mein Leben, so konnte ich den Fragen nach Ursache und Sinn des Leidens überhaupt nicht ausweichen. Wie und ob es vermeidbar ist? Wer für das Ganze zuständig ist? Wie und ob es zu einem Ende kommt? Eine zunächst einmal verheißungsvolle Rebellion dagegen mobilisierte zwar aggressive Kräfte, die, vordergründig gesehen, die Neigung zu Resignation und depressivem Sich-Abfinden eindämmten, aber keineswegs zu einer Antwort führten.

Gerne lasse ich nun den Leser an den weiteren Schritten, eine Antwort zu finden, teilnehmen. Und werde mir dabei das ‚Wir' erlauben in diesem Auf und Ab meiner Antwortsuche über viele Jahre. Eine Zwischenantwort, der ich viel abgewinnen konnte, resultierte aus der Auseinandersetzung mit dem, was wir als menschliches Begrenztsein erleben. Wir leiden daran, und es ärgert uns zuweilen gewaltig, dass wir nicht allmächtig sind. Wären wir das, könnten wir beispielsweise aussteigen aus der unerfreulichen Arbeitswelt. Ich, er, sie könnte einem Paradies mit drei Geliebten zusprechen, sich darin niederlassen, ein legendäres Schlaraffenland erleben, anstatt 30 Jahre lang und länger zu schuften, um dann im Ruhestand oder Vorruhestand so etwas wie ein Paradies zu erleben. Solches, als verrückte Allmachtsfantasie schnell abgetan und für erledigt erklärt, lenkt doch den Blick auf die sehr bescheidene Vorstellung von einer leidensfreien Episode namens Ruhestand. Und selbst da zeigt sich ein Pferdefuß: Wer gibt die Garantie, dass das gelingen wird? Auch dafür, dass ich dann noch lebe? Diese aus Angst und entsprechenden Sicherheitsbedürfnissen motivierte Entscheidung, durchzuhalten bis zum Ruhestand, koste es, was es wolle, mag vernünftig erscheinen und uns einreden, auf dem richtigen Weg zu sein. Sie mag uns auch wähnen lassen, dass bis dahin der mit Ohnmachtsgefühlen gespickte Komplex der Sterblichkeit sich erledigt hat, ist es doch derzeit eine längst messbare Tatsache, die Lebensdauer weiterhin zu verlängern. Warum also nicht auf das Paradies ‚Ruhestand' setzen? Jedoch der Pferdefuß bleibt: Selbst dann, wenn zur Verlängerung der Lebensdauer noch mehr Rezepturen en vogue sein werden, gemessen an den heute bereits vorhandenen, vor allem auch solchen, die Alterungsprozesse erträglicher machen, sind die Ängste vor dem Ende geblieben. Der Zeitpunkt des Sterbens ist nicht kontrollierbar geworden. Das wissen wir.

Auch das wissen wir: Es gälte im Namen eines leidlosen Lebens, den Tod ganz außer Kraft zu setzen. Zudem ist Lebensverlängerung – selbst ins Unendliche – keine Lösung für all jene, die das Leben ohnehin als eine Zumutung erleben. Um so mehr dann, wenn schon die so gepriesene Jugendzeit grau und schal und davor eine leidvolle Kindheit zu durchwandern war. Wofür soll dann ein Weiterwandern durch weitere Trockentäler des Lebens bis ins Alter gut sein? Nun, dann gälte es vielleicht, das Heranwachsen zum Jugendlichen und Erwachsensein so zu gestalten, dass der Traum von der ‚Ewigen Jugend' sich erfüllen kann. Aber: Unendlichkeit – was ist das für eine Zeit? Darauf sich einlassen? Auch die Anhänger von Ewigkeits-Lehren und deren Begründer sind nicht selten suspekt. Und so hütet man den Spatz in der Hand, sich anleitend: Dann doch lieber den Mühen standhalten – sich dem Sog des Habens und Immer-mehr-Habens unterwerfen, um das eine oder andere, sei's auch nur kurz, zu genießen. Außerdem hält die Jagd auf das Immer-Mehr so sehr in Atem, dass Tod, Ende, Sterben nicht nur bestmöglichst aus dem Blickfeld geraten, sondern man kann sich auch, ist man entsprechend bemittelt, für Jahre, Monate, Tage, Stunden – vielleicht auch nur für Momente – von einem langweiligen oder verflucht leeren Leben durch spektakuläre Ereignisse erlöst erleben. Doch dazu muss man verdienen, da bleibt einem nichts anderes übrig. Und das ist anstrengend oder – ein neuer Pferdefuß meldet sich – sogar unmöglich infolge entsprechender Knappheit an Arbeitsplätzen. Bleibt einem nur noch ein gemeinplätziges Beruhigungsmanöver zu praktizieren, indem man sich sagt, dass Ängste normal sind und jeder sie hat, währenddessen die Angst anwächst, die Umstände sich nicht zum Guten verändern, Währungen und bestehende Märkte noch weniger garantiert werden können. Zudem gibt es jede Menge unvorhersehbarer Katastrophen, die von jetzt auf gleich alles zunichte machen. Aber man arrangiert sich damit, nötigenfalls mit Drogen, mit solchen, die einen betäuben und dafür sorgen, dass heutzutage gnadenlose Panikattacken grassieren, die unsere Sicherheits-Strategien ad absurdum führen, dass unsere Trugschlüsse, mit denen wir hofften, glimpflich davonzukommen, sich aufdecken oder zumindest genügend Beunruhigung auslösen. An Schlaflosigkeit leidet heutzutage jeder vierte Deutsche.

Eine neue Hoffnung flackert auf, wie mit diesem Dilemma zu Potte zu kommen sei: Man kann doch zumindest menschliches Gen-Material optimieren, um schließlich den ewig glückseligen Menschen zu generieren, dessen Gehirn so organisiert ist, dass Leiden ausgefiltert wird. Letztlich gilt es, doch nur das Mangelhafte, das noch immer begrenzte Wissen abzuschaffen, jedenfalls unermüdlich weiter zu forschen. Die Wissenschaft ist doch verlässlich, und viele Wissenschaftler sagen, dass es nur eine Frage der Zeit sei, alles Leiden im Griff zu haben. Man übersieht dabei gerne, dass sich diese Art zu denken selbst ad absurdum führt. Zudem, was ist mit den jetzt Lebenden? Ob es Zukünftige geben wird, wer weiß denn das wirklich? Was sich auf diese Weise jedoch kreiert, ist eine Flut von Informationen. Als Folge davon beobachten wir oft sich widersprechende, Verwirrung stiftende und wachsende Abhängigkeiten, noch mehr Ängste, Panik, abgründige Süchte, Krankheit, Gefangensein in Vergnügungssucht, Stress mit Burn-out als Folge ... und ... und ...

Nun, der Krug geht solange zum Brunnen, bis er zerbricht. Und es geht weiter mit Flickwerk. Wir sehen, der rechte Umgang mit unserer Begrenztheit ist gefragt. Besinnung tut Not, und wir fügen vielleicht hinzu: Besinnung auf Bewährtes. Aber was hat sich bewährt? Gewiss, es gab und gibt kämpferisches Aufbegehren gegen Ungerechtes und im Gegensatz dazu die tagtägliche Unterwerfung, den Verzicht, ein Sich-Abfinden und Resignation. Es gab und gibt auch Zustimmung zu stoischer Haltung, zu religiösen Überzeugungen, dass es Götter, einen Gott gebe, die oder der das Fatum – das Schicksal – austeilen, gegen die wir kleine Erdenwürmer nichts ausrichten können. Es gab und gibt die Willensstarken, die mit beachtlicher Askese dem wegfließenden Leben freiwillig entsagen, um sich bleibende Schätze im Himmel zu sichern. Doch selbst das und all diejenigen konnten den Tod nicht zum Leben bekehren. Alle Vertreter der einen oder anderen Auffassung sind gestorben. Schließlich fragt manch einer: Ist Sich-Ergeben oder Opfer-Bringen, um die Mächte milde zu stimmen, ein Ausweg? Zumindest könnte dadurch Begünstigung erreicht werden. Leistung erzeugt schließlich Gegenleistung. Ausgleichen scheint als Bedürfnis in der Seele der Menschen zu walten. Man spendet, opfert, um ein guter Mensch zu sein, der es dann seinerseits verdient, vom Schicksal – den angeblich dahinter stehenden Mächten – gut behandelt zu werden. Doch auch diese Rechnung geht für viele nicht auf, und zudem lässt sich fragen, ob das wirklich noch etwas mit der tief in uns sitzenden Sehnsucht nach Glückseligkeit, nach Erlösung aus allem Leid zu tun hat? Sind wir da nicht wieder Gefangene von anerkannten Gottesbildern oder geheimen Heilslehrern, deren Heilsversprechen oft gebunden sind an tollkühne oder auch engherzige Lebensformen, denen wir dann anhängen, je nach waltenden Umständen?

Befreiung aus all dem – es wird klar – ist etwas ganz anderes. Aber nachdem man es nicht besser weiß, propagiert man, dass jeder auf seine Weise, nach seiner Facon selig werden soll. Dann vermeidet eben der eine, seiner Endlichkeit Rechnung zu tragen, und ein anderer kapituliert und wird fatalistisch. Ein Dritter kasteit sich und stirbt doch, und ein Vierter lebt gemäß dem Lustprinzip, wenn es denn sein kann, bis zum Exzess. Ein Fünfter ist fanatischer Wissenschaftler und glaubt, dieses gierige Untier ‚Tod' bezwingen zu können. Eine Sechste stürzt sich von einer Sensation in die nächste, und ein Siebenter häuft

Dinge an oder sammelt gezielt Objekte – bewusst oder unbewusst – des Glaubens, dass, wenn alles eingesammelt ist, z. B. Briefmarken, also Vollständigkeit der Sammlung erreicht ist, der Tod keine Angriffsstelle mehr findet und so zu überlisten sei. Für die Sammlung von Zeit überdauernden Kunstwerken gilt natürlich dasselbe – man sammelt Zeit überdauernde Raritäten und befriedigt dadurch Bedürfnisse, unbezahlbar und todlos zu sein –, man geht allerdings haarscharf an wirklicher Befriedung vorbei. Der Sammler, als er selbst, geht damit leer aus, und der Sog zum Sammeln nimmt entsprechend zu. Nach derlei Durststrecken wird man anfällig zu glauben, dass käuflich esoterische Erfahrungen den Leidensspiralen den Garaus machen, Not-Wendendes evozieren können.

Zerknirscht – vielleicht in völligem Aufruhr oder bereits von sich selbst erschlagen, verfällt man oft unmerklich leichter den luftigsten Versprechungen bezüglich Allheilmitteln gegen mehr oder weniger Quälendes. Wenn schon nicht Befreiung möglich ist, so gibt es jetzt wenigstens Erleichterung zu finden durch Behandlung mit Edelsteinen oder Ölen, Düften, Astrologie …, man hat etwas, woran man sich äußerlich halten kann und worauf die Garantie bescheinigt ist, dass es weiterhilft. In der Tat wird Hochgelobtes garantiert oder versprochen. Der Markt blüht. Man glaubt, was propagiert wird. Garantiert saubere, weiße magische Kräfte evozieren heiß gewünschte Zustände. Da der wachsende Markt für sich selbst spricht, kann man getrost sagen, dass ja wohl was Wahres dran sein muss. Und dann lässt man sich von den schillernden Angeboten in den Bann ziehen. Dies umso mehr, wenn Gleichgesinnte suggerieren, richtig zu liegen. Man feiert gerne, außer sich vor Begeisterung, diese und jene Erleichterung. Auch wenn sie, wie jede Berauschung, vorübergeht oder eine Steigerung des Rauschmittels einfordert. Mitgefangen – mitgehangen ist dann das ungute Ende eines verheißungsvollen Liedes mit dem Titel: ‚Garantierter Erfolg – Sie werden es nicht bereuen, wie Abertausende auch nicht.'

Schlussfolgerung: Es mag einzelnen oder vielen bei dieser Jagd nach sie Erlösendem besser gehen, weil man schließlich das Gefühl hat, aktiv etwas zu tun. Außerdem mag sich auch spontane Selbstheilung durch dies oder jenes ereignen. Aber das täglich näher rückende Sterben lässt sich davon nicht sehr beeindrucken. Unsere Gefangenschaft in unserer Begrenztheit bleibt erhalten. Zudem zeigt sich, und das erfahren wir auch, dass die Verschleierung vorhandener Ängste heimtückisch waltenden Verzweiflungszuständen, Depressionen, Selbstentfremdung bis Selbstverlust in wahnhaften Zuständen Vorschub leistet. Natürlich gibt es – und hat es immer gegeben – auch diejenigen, die sich ihren Ängsten und auch dem Sterben frontal stellen. Dies zu tun, läutet eine Wende ein, woraus Lebensqualität zu gewinnen ist.

Innehalten

Müde geworden all der Versprechungen – das Wort allein schon verrät, dass sie nicht halten können, sie sind doch meistens Versprecher – und oftmals nach langen Wegen und Durststrecken, verlangen permanentes Tun und Machen von uns, einmal schlicht innezuhalten, zumindest, sich mit dieser Möglichkeit anzufreunden. Vielleicht sind wir dazu aufgefordert durch eine Krankheit oder Krise – also quasi gezwungenermaßen – oder auch infolge guter Umstände ganz freiwillig.

Was ist Innehalten, und wie ist es zu praktizieren? Es ist nicht nur ein Pausieren. Es ist liebende Zuwendung zu sich selbst. Im Innehalten ereignet sich Gewahrsein. Vordergründig gesehen, unterbrechen wir den Lauf im Hamsterrad, steigen aus aus der mit Plänen und Planungen gefüllten Zeit und lassen uns in Kontakt kommen mit dem ‚Hier und Jetzt'. Es ist das Gewahrsein des Augenblicks, das die Möglichkeit eröffnet, etwas wurzelhaft ändern zu können. In dieser eigentümlichen Zeit können wir realisieren, wie wir leben. Wir können feststellen, ob es uns erfüllt, ob wir enttäuscht oder verzweifelt sind, vielleicht sogar erschrecken wegen der Leere, die sich auftut, wenn uns zu Gesicht kommt, was wir vordem durch Aktionismus verschleierten. Es kann auch sein, dass wir uns gewahr werden, wie verwirrt wir sind, wie viel wir uns vormachen – meist schon seit Jahren –, wie wir uns trotz aller Veränderungen in immer gleichen Kreisläufen bewegen oder in einem Stress bereitenden zielorientierten Rad gefangen sind, wobei die Ziele immer weiter wegrücken und wir atemlos hinterher galoppieren.

Doch, je nach Offenheit können wir uns um unsertwillen gewahr werden – ganz individuell als die, die wir gerade sind: besserwisserisch, traurig ‚erfolgreich, verwirrt, verzweifelt, glücklich, unwiderstehlich, einfach charmant ... Durch Innehalten – Stille und Nichtstun – entsteht Öffnung im Hier und Jetzt. In der Stille kann erlauscht werden oder auch einleuchten, wer wir wirklich sind. Wir werden dessen gewahr. Wir werden auch gewahr, so wir fokussiert bleiben, also uns hingeben als Gewahrende und Wahrnehmende, dass wir immer uns selbst antreffen, uns selbst begegnen, uns selbst erfahren. Zum Beispiel gibt es das besserwisserische oder rechthaberische ‚Ich', das mich selbst und andere gerne kritisiert. Dieses ‚Ich' kann sehen – einsehen –, wie es sich selbst als Besserwissendes wirklicher Größe im Wege steht, bewusst oder unbewusst stehe ich unter Beweisnot. Bin ich jedoch meiner mir gemäßen Größe gewahr, kann ich mühelos einem Anderen seine Sicht lassen und gleichmütig meine eigene Sicht vertreten, diese auf ihre relative Gültigkeit überprüfen und sogar auch auf die Relativität aller Sichtweisen gelassen hinweisen. Erlöst von dem Stress, perfekt oder ‚die Beste' sein zu müssen, da dies sowieso nur relative Gültigkeit hat, habe ich über das Besserwissen sozusagen gesiegt, es löst sich auf und ich stehe in meiner Größe aufrecht im rechten Winkel, wissend, dass alles Gedankliche bestenfalls Annäherungsformen wirklichen Wissens sind.

Wer erkennt schon das Ganze? Das ist unerreichbar, solange wir mit unseren Selbstbildern verhaftet sind. Die wiederum können uns darauf hinweisen, dass, obwohl sie im Spiegel erscheinen, als solche vorübergehende Erscheinungen sind. Auch ein schlichtes Fotoalbum erzählt Bände darüber. Wie oft wir auch in den Spiegel schauen, er zeigt nur Momentaufnahmen. Aber, und das ist entscheidend, der Spiegel bleibt davon gänzlich unbeeindruckt – er ist, was er ist. Das, was aufscheint per Wahrnehmung, ist also niemals, wie wir gerne meinen, objektiv vorhanden, sondern ist vielmehr das Ergebnis einer Projektion unserer selbst, unserer Stimmung, unserer jetzigen Beschaffenheit ... Jeder weiß, dass die Welt, durch eine Brille besehen, sich gemäß den Betrachtungsmöglichkeiten der Brille zeigt. Ihr Bild verändert sich, sobald wir eine andere Brille aufsetzen, und Brillen gibt es Abermillionen.

Das wirft die entscheidende Frage auf: Was ist wirklich? Kann ich mich, den anderen, die Welt überhaupt als die oder den erfahren, der ich bin, er oder sie ist? Das ‚Ding' an sich, ich, Sie, die anderen an sich – wer sind wir denn überhaupt …, wenn doch das Gesehene, Wahrgenommene oder Erfahrene ‚nur' als vorübergehende Teilansichten oder Momentaufnahmen immer relativ sind? Nur des Ganzen gewahr, könnten wir davon sprechen, Wirklichkeit erkannt zu haben. Aber: Hier angekommen, sind wir bescheiden und zugleich in der nächsten Frage: Lässt sich das Ganze wirklich erfahren? Und was ist die treibende Kraft, dies überhaupt erfahren zu wollen? Wir mögen antworten, dass offensichtlich nur der, der ganz ist, auch um ein Ganzes wissen kann. Aber gerade diese Voraussetzung scheint zu fehlen. Wären wir es – ganz –, würden sich all diese Fragen erledigt haben, es gäbe erst gar nicht die vielen Fragwürdigkeiten. Und wieder zeigt sich ein perfektes Dilemma. Ist es lösbar? Verweilen wir ein wenig bei dem Wort ‚fragwürdig'. Die ‚Würde' ist ein hohes Gut. Motiviert vielleicht die uns verliehene Menschenwürde, uns zu fragen, was ein Ganzes ist, wer wir wirklich sind – jenseits von Momentaufnahmen, von Teilansichten? Das Wissen, dass ‚wir nichts wissen', hat Sokrates ins Licht gerückt und damit alles radikal hinterfragt. Die Fragwürdigkeit als solche bringt zutage, dass wir all dieser Fragen würdig sind. Aber, gibt es auch Antworten? Wodurch finden wir aus unserer Fragmentierung heraus? Aus unserer Anfälligkeit für Krankheiten aller Art, schließlich und letztlich aus der Hinfälligkeit als Sterbliche? Wieder eine Fragwürdigkeit. Vielleicht eine zutiefst beunruhigende, Angst auslösende. Welche Zauberkraft hilft uns hier weiter? Das Denken nicht. Das wissen wir seit Sokrates, der für diese – für seine Zeitgenossen unzumutbare – Erkenntnis den Giftbecher zu nehmen hatte, und ihn sich dann selbst verabreicht hat. Hoffnungslos und trostlos ist das, wäre da nicht eine ungeheure Sehnsucht in uns lebendig … nach einem guten Leben, nach – zugespitzt gesagt – ultimativer Glückseligkeit und nach mangellosem Ganzsein. Diese motiviert uns, bewusst oder unbewusst.

Lässt es sich denn erlangen, gänzlich ohne jeden Mangel zu sein? Es beginnt mit Zuwendung, mit dem Zugeneigtsein, und endet mit der Hingabe an die Hinfälligkeit aller uns für eine Weile nur scheinbar beglückenden und als Ersatz fungierenden Befriedigungen. Sind wir glückselig, erfahren wir uns als Liebende. Liebende, die Ersatzbefriedigungen hingeben, ablegen, Hingabe auf diese Weise praktizieren. Dieses uns oft erschütternde Liebesgeschehen wandelt uns „in – o unendlich – in uns! Wer wir am Ende auch seien.“[29] Allerdings ist hierfür die von Rilke psalmodierend implizit zum Ausdruck gebrachte Offenständigkeit unerlässlich – ansonsten bleiben wir in Vorstellungen, wie wir zu sein hätten, stecken. Die Liebe beendet auch, bisher diesen Vorstellungen gerecht werden wollend, entsprechende Reglementierungen. Als Kinder waren wir alle in ‚offenständiger Erkundungsfreude‘. Leider überformen später im Erwachsenwerden nur allzu schnell Konditionierungs- und Identifizierungsprozesse unsere vorurteilsfreie Offenheit, welche aber die Voraussetzung ist für eine profunde Selbsterfahrung, die sich aus einem zutiefst lebendigen Nichtwissen darum, wer wir wirklich sind, speist. Solange, bis wir paradoxerweise entdecken, dass dieses Nichtwissen zugleich ultimatives Wissen ist. Innehalten fördert genau das zutage …, hier und jetzt.

29 A.a.O. Rilke: aus der ‚9. Duineser Elegie‘

Im Schnittpunkt stehen

Die Zeit als Zeit ist eigentümlich. Das Jetzt erleben wir in absolut jedem möglichen Schnittpunkt auf der Zeitachse, jedoch taucht genau dieses Jetzt auf der Achse unserer Lebenszeit von Geburt bis zu unserem Ende – gemessen in Sekunden, Stunden, Tagen, Monaten, Jahren – überhaupt nicht auf. Das JETZT ist nicht messbar. Als ‚die Gegenwart' ist das Jetzt immer, und zugleich ist es immer schon vorbei. Darum wird es auch so leicht übersehen, oder wir sind uns dessen gar nicht gewahr. Im Grunde vollzieht sich unser Leben wie in einer Nicht-Zeit – so, „als flögen wir davon"[30], wie es der Psalmist sagt.

Dennoch erleben wir zeitloses Dasein. Es ließe sich auch als reines Gegenwärtigsein beschreiben. Wenn wir es erleben, sind wir weder in der Vergangenheit noch in der Zukunft, auch nicht in einem gewohnheits- oder routinemäßigen Verlauf von Tun, z. B. in einem grau in grau acht Stunden dauernden Arbeitstag, den wir durchzuziehen haben. Im Hier und Jetzt verlieren wir die Zeit aus dem Auge, sind aber zugleich hellwach für das, was gerade geschieht – sind geradezu selbst dieses Geschehen, ohne in einem Taumel Mitgerissene zu sein. Während dieser Zeit-Verlorenheit sind wir von unmittelbarer Wahrnehmung und unmittelbarem Erleben geführt, keineswegs gedrängt oder gestoßen, auch nicht auf der Jagd nach etwas oder im Bedauern dessen, was sich noch nicht oder ohne Befriedigung ereignet hat. Letzteres hörte sich beispielsweise so an: „Das würde ich ja so gerne erleben, erlebt haben ... wäre das so gewesen, dann ..." Ganz anders ist es, wenn uns gegenwärtiges Sein ergreift. Dann sind wir nicht die vor-

30 Psalm 90:10

sätzlichen Macher dessen, was geschieht. Wir erleben offenes Dasein um nichts willen. Eile? Wir spüren, Erfüllung erleben wir dann, wenn die Eile, die uns oft fesselt und immerzu zu Leistung anstachelt, zu einer Art Stillstand – zur Ruhe kommt. Das Macher-‚Ich' ruht sich aus bzw. ist völlig im Hintergrund. Wir wandern beispielsweise selbstvergessen um einen See oder verlieren uns in einem Tagtraum oder einer Vision, die uns ganz ohne Absicht ergreift, ungeachtet dessen, was wir in dem Moment zu erledigen hätten. Wir spüren, nicht durch Entschleunigung kommen wir in Kontakt mit dem unmittelbaren Erleben, da zu sein, auch erfahren wir nicht durch Beschleunigung zunehmend mehr Lebensqualität, wie dies der Akzelerationismus proklamiert. Entschleunigung beschert uns vielleicht ein langsameres Schritttempo, was vielleicht zur Folge hat, dass wir uns weniger gehetzt fühlen. Aber, die Erledigungen rufen nach wie vor nach uns, steht doch das auf Leistung getrimmte Macher-‚Ich' gleich um die Ecke – wir haben es ja gar nicht aus dem Blick verloren. Beschleunigung, wie wir sie heute erleben, treibt in noch mehr Besinnungslosigkeit – für all jene vielleicht gut, die mit der ‚Flucht nach vorn' dort eine bessere Welt anzutreffen hoffen, nicht reflektierend, dass die Welt, die sie erleben, so ist, weil sie selbst so sind. Hingegen durchbricht wirklich lebendiges Jetzt-Erleben die digitale Zeitachse, die Horizontale, und wir merken: Was JETZT geschieht, geht uns unmittelbar an. Wir werden uns dessen gewahr, ohne es zu reflektieren, und sei's auch nur eine Sekunde lang, oder noch weniger, oder auch mehr. Plötzlich … sind wir – jetzt – für uns selbst vorhanden als die, die wir SIND. Wir kommen wirklich vor, und es ist keine Frage, dass das, was wir erleben, uns als Ganzes angeht.

Also, die Ereigniswelle des JETZT durchbricht die digitale Zeitachse – genauer gesagt, sind wir die Durchbrechenden, sind offen dafür, ein- und durchzutauchen, unmittelbares ‚Dasein' zu erfahren. Das kann sehr aufregend sein oder auch in aller Stille passieren. Es ist jedenfalls immer unmittelbares Erleben, indem wir die Zeit als linearen Vorgang durchbrechen – und im Jetzt sind. Graphisch gesehen, schneiden sich die Horizontale und die Vertikale im Schnittpunkt. Die Horizontale, auf der wir uns im Außen bewegen von Geburt zum Tod, wird geschnitten durch Innehalten im Hier und Jetzt. Aus diesem Gewahrsein besonderer Art ergibt sich eine völlig andere, ganz neue Dimension unseres Selbstverständnisses. Aufgerichtet, weil wach geworden für uns selbst, relativiert sich das Was-wir-Fühlen und Wie-wir-Fühlen, -Denken, -Sprechen, -etwas-Machen, letztlich, wie wir im Leben stehen, uns selbst verstehen, lieben, mutig sind oder auch nicht. Die Erfahrung der Hohlheit des Lebens relativiert sich. Die tragische Erfahrung, dass alle Götter sterben, eines Todes sterben, wie Pessoa sagt, „eines Todes, größer als der Tod. Alles ist leerer als die Leere. Alles ist ein Chaos inexistenter Dinge."[31] All dies zeigt sich uns, all dies wird uns bewusst. Wir können uns auch gewahr werden, dass diese Art von Zuwendung zu uns selbst der Anfang einer oft sehr vernachlässigten oder von anderen missbilligten oder sogar als anrüchig beurteilten Selbstliebe ist, die – wie Liebe es immer tut – Neues in uns erweckt.

Optimal ist die Wirkung dann, wenn wir uns diesem Gewahrsein um nichts willen, wie dies auf wirkliches Lieben zutrifft, öffnen. Gewiss, das bedarf der Wachsamkeit ... Meistens wollen wir etwas erreichen, gewinnen oder endlich

---

31 A.a.O. S. 215

loswerden. Um nichts willen da zu sein – was für ein Luxus – wird jedoch reichlichst belohnt, indem wir, geführt von der tiefen Sehnsucht nach gänzlicher Befreiung, Erfüllung und ungetrübter Glückseligkeit in Kontakt kommen mit uns selbst. Und sei dies zunächst auch nur und vielleicht nicht mehr als ein befreiendes Gedankenexperiment. Diese gigantische Expedition einer Antwortsuche auf die Frage: Wie und vor allem wo finde ich wirkliches Glück?, ist letztlich ein freiwilliges Wagnis – jedoch nicht selten ein letzter Versuch, den Karren herumzureißen, um vor dem endgültigen Untergang bewahrt zu werden aufgrund falscher Überzeugungen. Es wird uns meist erst dann zu einem Anliegen … wenn uns, wie man so sagt, das Leben durch Schicksalsschläge dazu zwingt, wenn wir am Ende sind, wenn wir feststecken und nicht weiterwissen. Seltsam ist, dass wir uns meist erst vielen Glück verheißenden Täuschungen ausliefern, bevor wir uns dem ureigensten Quell zuwenden, um daraus zu trinken – Wasser des Lebens genießen.

Ob ein solches Wagnis sich lohnt? Meiner Erfahrung gemäß ist es das einzig Lohnenswerte überhaupt. Innehalten zu wagen und Awareness – Gewahrsein – zu praktizieren, ist der Schlüssel zu erfüllendem Ganzsein, in dem Sie, lieber Leser, liebe Leserin, als der oder die Sie sind, waren und sein werden, vorkommen. Darin spricht Ewigsein mit. Jedenfalls durchbrechen wir die Zeitachse, auf der uns messbare Effizienz, sprich Tun und Machen, von Geburt bis zum Tod antreiben und uns darin gefangen halten, infolge gut funktionierender Täuschungsmanöver, die uns nicht selten bis ans ‚Ende aller Tage' antreiben – Gott sei's geklagt –, ‚von Pontius zu Pilatus' zu laufen, um wenigstens Linderung für unsere Leiden zu erfahren.

Nichtstun tun

In seiner Konsequenz ist Innehalten ein ‚Nichts-tun-Tun'. Ist ein das Nichtstun praktizierendes, offenständiges, vorurteilsfreies Gewahrsein-geschehen-Lassen. Daraus ergibt sich die Krux für viele, denn wir sagen schnell: „Das geht doch nicht, man hat doch zu tun!" Oder wir tun einfach, was, wie wir meinen, unerlässlich ist, also getan werden muss. Oft tun wir es besinnungslos wie Roboter. Hingegen ist das Nichts-tun-Tun ein nichts wollendes Gewahrsein. Es öffnet unseren Blick dafür, dass wir jetzt als ‚Nummer 1' diejenigen sind, um die es zu gehen hat. Wir selbst sind die Wichtigkeit, nicht unser vorzeigbares Tun, unsere Vorstellungen, Vorurteile, unsere Leistungen, Titel – all das zählt hier und jetzt nur sekundär. Jetzt zählt, wer Sie wirklich sind, wer ich wirklich bin, wer wir wirklich sind. Von einem bleibenden Hintergrund aus schauen wir auf uns selbst und unser Leben. Moralisten mögen das als egoistisch bezeichnen. Bitte, tun Sie es trotzdem! Und tun Sie es wie Liebende, die einfach entbrannt sind, offen sind für das, was sich da zeigt ... und ist.

Wir nehmen vielleicht zum ersten Mal von einem ‚Ich' Notiz, das uns – bisher unbemerkt – gefangen hält, beispielsweise mit Imagepflege: Wir zeigten uns und verhielten uns bis dahin in einer bestimmten Weise, um gesehen – vielleicht sogar bewundert – zu sein, jedenfalls um dazuzugehören. Oder: Neidisch auf andere, war das ‚Ich' getrieben, sich ‚neu zu erfinden', wobei ziemlich egal war oder übersehen wurde, dass dieses ‚Ich', unter Umständen Gefahr lief, durch diese erfundene ‚neue' Identität noch mehr Selbstentfremdung zu produzieren und dadurch in noch größere Unsicherheit und Verwirrung zu geraten … Oder: Es wiederholte sich infolge der Familienbande ein

Schicksal in einem Späterlebenden, wodurch für diesen beispielsweise besiegelt war, leiden oder verunfallen zu müssen oder sich in ungemäße Verantwortungsspiralen einzubinden, sich der Versklavung im beruflichen Tun auszusetzen oder vielleicht sogar eines radikalen Sogs zu unterwerfen, derart, dieses Leben zu quittieren. Auch Folgendes bezeugt ein unfreies ‚Ich' – und wer erkennt sich nicht darin wieder: Verhaftet an materielle Scheinsicherheiten oder im sogenannten Zeitgeist verankert, schwimmt man mit im Glauben, dass es diesen Preis eben zu zahlen gilt. All dessen gewahr zu werden, führt uns über kurz oder lang dann zu dem neuen ‚Ich', welches sich zutiefst fragt, ob es nicht einem Perspektivenwechsel stattgeben könne, neue Prioritäten setzen könne, sprich, aus seit Jahren selbstverständlichem und freudlosem Funktionieren ausbrechen könne? Dies nicht nur auf Zeit oder kurmäßig, vielmehr grundsätzlich.

Der ‚Iche' gibt es viele. Weitere Beispiele ließen sich hundertfach aneinanderreihen – aber es drängt die Frage, was aus diesen Ergebnissen von Innehalten folgt, aus diesem Gewahrwerden unserer selbst? Zunächst einmal sind wir möglicherweise Selbsttäuschungen auf die Spur gekommen. Das mag uns sogar gründlich verunsichern und dazu führen, dass wir jetzt nackt und mehr denn je zuvor im Jammertal festsitzen – wie jemand, dem die Krücken weggenommen wurden, die er zur Fortbewegung dringend braucht. Oder wir laufen vollkommen aus dem Ruder, weil die unbefriedigenden Arrangements durchschaut sind, wir aber über noch nichts Neues verfügen, das wir dem entgegensetzen, stattdessen wählen könnten. Und das soll gut sein? Vordergründig gesehen natürlich nicht, weswegen nicht wenigen, dies statuierend, der Atem ausgeht, hier abbrechen und wieder fortfahren mit dem, was sie kennen und womit sie sich auskennen: freudloses, sie strapazierendes Müssen.

Jemand jedoch fragt vielleicht, ob daraus eine Wende, eine Wandlung erfolgen könne? Ob es angesagt ist, sich dafür einzusetzen – aktiv, oder ob es gilt, Veränderungsmöglichkeiten abzuwarten, bis beispielsweise mehr Gerechtigkeit in Sachen Entlohnung der Arbeit waltet, in der Hoffnung, dass die Chancen für einen Michael Kohlhas[32] heute günstiger stehen als damals? Oder gilt es, doch eine Verbesserung Schritt für Schritt voranzutreiben, mit dem Risiko, nichts zu erreichen? Vielleicht auch, sich zu trösten und trösten zu lassen mit der Feststellung, dass es fast allen nicht besser gehe, weshalb es zu heulen gilt mit den anderen? An Wunder zu glauben? Visionssuche anzustreben? Vielleicht hegt jemand die Überzeugung, dass radikal demonstriert werden sollte, damit endlich ans Licht kommt, welch' blöde Versager, Hochstapler und Dummköpfe die Maßgeblichen sind?

Und es könnte sein, dass der eine oder die andere nicht nur daran denkt, mit allem radikal Schluss zu machen, vielmehr es auch tut, weil es ‚jetzt reicht!' Das Wasser steht einem ohnehin bis zum Hals. Es könnte jedoch auch sein, dass jemand bemerkt, dass es endlich Zeit ist, auszusteigen aus Hamsterrädern, dass es gilt, Kreisläufe, die nur Besseres versprechen, aber Versprochenes nicht halten, zu unterbrechen, statt ihnen blindlings stattzugeben, und dass es der Einsicht bedarf sowie an der Zeit ist, sich Ultimatives zu gönnen. Aus dieser Erkenntnis, so sie unwiderruflich in

32 Heinrich von Kleist, ‚Michael Kohlhas', Anaconda Verlag 2007

uns verankert wird, folgt als Ergebnis der Durchbruch zu wirklicher Selbstliebe – der Liebe, die aufs Ganze geht. Wir spüren: Ohne engagierte Zuwendung zu uns selbst, die unserer tiefsten Sehnsucht Rechnung trägt, sind wir mehr oder weniger Leidende, Gebundene, Gefangene unserer Unachtsamkeit, schließlich sogar deren Opfer. Und das meist nicht wissentlich. Nein, aus Unwissenheit bringen wir uns um die Freude am Dasein, spürbar oder unmerklich, schrittweise oder radikal. Und dies tun wir nicht nur uns selbst an, sondern vielleicht auch denjenigen, die wir für die Schuldigen halten. All dies spielt sich ab, wenn es kein Gewahrsein, keinen Licht- oder Durchblick gibt. Und noch einmal: Wer sich des ‚Dunklen' in seinem Leben wirklich gewahr ist, ist in diesem ‚Dunkel' paradoxerweise dem Licht sehr nahe, sich selbst sehr nahe, etwas Neuem sehr nahe. Denn jetzt gilt es, sich zu stellen – im Innehalten sich anzuschauen, sich vielleicht zu fragen, wer denn derjenige ist, der ‚so nicht mehr weitermachen will'. Offensichtlich muss es jemanden geben, der als Wissender liebevoll auffordert, all dieses zu beenden. Und zwar gänzlich, nicht nur auf die nächsten fünf Jahre hin besehen.

Wem solches einleuchtet, hat gewonnen und weiß sich im Kontakt mit einem Wissen, das auch um eine erstrebenswerte Beendigung des Leidens weiß. Allerdings, wer darauf wartet, dass es im Außen zu finden ist und sich dort auch zu etablieren hat, übersieht, dass die Welt draußen nur das bieten kann, was die eigene Brille zu sehen erlaubt. Verschleiert sie uns den klaren Blick, dann deshalb, weil etwas in uns getrübt ist. Es gibt keine objektive Welt. Es gibt überhaupt die Welt nicht, wie das Markus Gabriel[33] in

33 ‚Warum es die Welt nicht gibt', Ullstein Verlag 2013

einem Buch schlüssig aufzeigt. Schon allein deshalb kann es sie nicht geben, da der Sehende immer im Gesehenen enthalten ist. Deshalb gibt es bestenfalls schlüssige, den Brillen gemäße Weltbilder. Also im Außen – in der Welt – herrschen ständig unkontrollierbare Veränderungen, die auf uns einstürmend sich ereignen und auf die wir reagieren müssen ... Auf das Außen ist also keinerlei Verlass. Darum also ist es unausweichlich und klug, sich dem leidenden ‚Ich' als dem Träger der eigenen Lebensgeschichte, den Ungereimtheiten und Konflikten zuzuwenden. Und dies im Wissen um das ‚Selbst', das um all das weiß und all das sieht – das als ‚Selbst' aber nicht leidet. Aufgrund der Wirkung dieses ‚Selbst' können Vision, Traum, Verstehen oder Einsicht erfolgen. Letzteres ist zunächst das Wichtigste, wie dies folgendes Beispiel aufzeigen möge:

Das Außen seiende Umweltgefüge weist unendlich viele sich gegenseitig bedingenden Wechselwirkungszusammenhänge auf, in die wir per Geburt hinein – und durch Sterben wieder hinaus – fließen … eventuell auch gemäß der östlichen Karmalehre wieder hineinfließen. In der Zwischenzeit sind wir selbst Teil dieses Bedingungsgefüges, Teil und Erzeuger dieser sich bedingenden Wechselwirkungszusammenhänge. Wir nennen es Schicksal, durch das wir unwiderruflich gebunden zu sein scheinen. Im herrschenden schicksalhaften Tohuwabohu gibt es keine maßgeblichen Maßstäbe, die dauerhaftes Glück garantieren können. Nur viele Fragen, die ohne Antwort blieben und wohl zu bleiben haben. Und dennoch lassen wir uns zu einer gigantischen Expedition nach Glück im Außen verführen – sie dokumentiert sich überall in der Geschichte. Dokumentiert ist auch die Nicht-Haltbarkeit dessen, was eine solche versprochen hat. Bedenken wir nur – ein einziges Beispiel sei angeführt – das proklamierte und beteuerte ‚Tausendjährige Reich' unter dem Führer Adolf Hitler. Wie jäh ist diese Machenschaft an sich selbst zugrunde gegangen. Diejenigen, die am radikalsten sich als Macher eingesetzt oder aufgespielt haben, sind auch meist am radikalsten daran zugrunde gegangen. Allerdings leider oft mit auf Generationen übergreifenden Auswirkungen in der Weise, dass auch die Späterlebenden darin gefangen waren und sind. Die Revolution vernichtet ihre eigenen Kinder und Kindeskinder. Man weiß das. Man weiß auch aus EINSICHT, dass jegliches dauerhafte Glück sich einer Konstruktion aus relativen Maßstäben entzieht, die im ständig sich verändernden Außen gültig zu sein scheinen und sich oft als einzig realistisch zu sein deklarieren.

Liebe – die höchste Intelligenz!

Die Wachgewordenen und bis zum Ende Fragenden stoßen auf die staunenswerte Erkenntnis, dass es trotz aller Desillusionierung ein Wissen um Befreiung gibt, das sich gänzlich unterscheidet von dem immer relativen augenscheinlichen Tatsachen-Wissen, das sich so gerne verabsolutiert. Es ist das Wissen um dauerhafte Glückseligkeit. Zumindest sind wir in unserer Sehnsucht damit in Berührung: „(…) denn alle Lust will Ewigkeit, will tiefe, tiefe Ewigkeit."[34] So ist es bei Nietzsche zu lesen. Wir erfahren diese nicht manipulierbare höchste Intelligenz in der Liebe als wirkliches Lieben.

Liebe ist fundamental gespeist von unbedingter Selbstbejahung. Müßig zu sagen, dass der, der Liebe ist und in der

34 Aus ‚Zarathustra'

Liebe wohnt, um ewige Glückseligkeit weiß. Es gibt keine halbe oder annähernde Liebe. Liebe geht immer aufs Ganze. Da das Ganze immer mehr ist als die Summe der Teile, ist sie auch nicht ‚machbar'. Sie hat keinen Anfang und kein Ende, sie ist ewig. Nur sexuelles Lieben suggeriert ihre Machbarkeit. Und diese ist doch trotz ekstatisch erlebter Orgasmen nichtsdestoweniger mit der Erfahrung unserer Sterblichkeit engstens verknüpft – hält uns somit auch in der messbaren Zeit in unendlichen Kreisläufen gefangen. Lebensabschnittspartner folgt auf Lebensabschnittspartner, oder man zieht das große Los, hat Glück gehabt, wie man so sagt, und gibt damit erst recht zu, dass es einem nur ‚zugefallen' ist. Ewige Glückseligkeit ist ein Wissen von Unbedingtem, von Ewigem, von Dasein ... von einem Jetzt-und-hier-Sein. In diesem ist der Geliebte, sind wir fraglos Liebende, mangellos und ganz wir selbst, geliebt, uns selbst liebend. Erich Frieds wundervolle Gedichtzeilen sagen es noch einmal unumwunden:

„Wer nur die Hälfte liebt, der liebt dich nicht halb, sondern gar nicht, der will dich zurechtschneiden, amputieren verstümmeln"[35]

Das in diesem Vers nur implizit ausgedrückte, aufleuchtende, unbedingte „Ja" des Liebenden fließt aus dem ‚Selbst' als dem Repräsentanten des Wissens, das um das Nicht-Machbare unbedingter Liebe weiß. Es wird uns bewusst als ein immer im Jetzt sich ereignendes Gewahrsein von unbedingter Glückseligkeit. Mangelt uns daran, leiden wir ... Das Gewahrsein von Mangel oder Erfüllung – je nachdem – ist uns von Natur aus zu eigen. Uns mit dem Mangel zu arrangieren und von Arrangement zu

35 A.a.O.

Arrangement zu eilen, ist keineswegs verboten. Uns dem Wissen und der Erfahrung von ultimativer Glückseligkeit zu öffnen, ist auch keineswegs verboten. Wir haben die Wahl. Und, sagt Reinhold Schneider: „(...) dieses Letzte, das hinter menschlichen Beziehungen webt, dem wir für eine verfliegende Sekunde in der Herzenstiefe begegnen, ist dem Geschick der Erde, des Weltalls nicht unterworfen. Es ist vom Ursprunge anderen Wesens als alles, was wir erforschen können. (...) Dieser eine Augenblick, da wir in uns Liebe erfahren als Wirklichkeit, lässt uns standhalten."[36] Hinzufügen möchte ich: ... eröffnet uns, wer wir wirklich sind.

Haltbarkeitstest

Die Frage ist, womit wir uns identifizieren. Identifizieren wir uns mit dem, was fehlt, werden wir mangelorientiert leben, klagen, leiden, uns bejammern, vielleicht auch aggressiv einfordern, was uns fehlt, oder uns, wie viele andere auch, damit arrangieren. Vielleicht stellen wir gemessen am Leiden anderer fest, dass es uns ja ‚noch gut geht'. Dieser Genugtuung frönen wir auch gerne, nicht zuletzt deswegen sind die täglichen Nachrichten voll gespickt mit schrecklichen Mitteilungen. Da werden allerorten – eben auch in unseren vier Wänden – Kriege geführt, um zu kriegen, was uns fehlt, uns sozusagen zusteht, wie wir das manchmal beschwörend rechtfertigen. Ja, wir haben die Wahl. Leben wir indessen in umfassender Selbstbejahung, nährt sich die Einsicht in das, was und wie das, was fehlt, durch unsere Wahl zustande kommt. Des Weiteren beobachten, sehen und verstehen wir, wie wir unerschöpflicher Liebe im Wege stehen, dem Leiden an sich

36 ‚Begnadete Nacht' in ‚Überredung zu Weihnachten', Kösel Verlag 1998

selbst Vorschub leisten und obendrein das Leiden, das wir doch gerne loshaben wollen, wie wir so zu sagen pflegen, hartnäckig aufrechterhalten. Das könnte dann der entscheidende Anstoß sein, uns der Quelle unerschöpflicher Liebe zuzuwenden. Die Zeilen des folgenden Gedichts fügten sich aus der Freude an dieser Erkenntnis:

Liebe

durch nichts verwelkliche verderbliche Blume

Quelle allen Lebens

Feuer der Wandlung

„Aus Flugsand wird Gold“ [37]

Möge deutlich werden, dass nicht empfohlen wird, ekstatische Zustände zu erwecken. Auch werden nicht blitzartige, augenblickliche Empfindungen – kaum wahrgenommen, schon zerronnen – zur Heilslehre erhoben. Vielleicht hat dennoch die eine oder ein anderer den Eindruck, dass sich hier eine weltflüchtige Himmelstürmerin äußert. Mögen solche oder ähnliche Stellungnahmen im Raum stehen – warum nicht? Alle Bilder spiegeln immer denjenigen, der sie hervorbringt. Alles, wie wir uns und unsere Welt erfahren, beruht darauf, mit welcher Brille wir uns als dieser oder jene zu sein definieren. Meistens aber ist es doch so: Wir sind uns der Brillen, die wir tragen, gar nicht bewusst, und halten die Bilder, welche wir durch diese ‚Sehhilfen‘ projizieren, für die Realität. Wir seien Realisten, sagen wir dann gerne.

37 Schlusszeile in Anlehnung an ein Gedicht von Nelly Sachs

Wir sind als die ‚Nummer 1' die Unterzeichnenden für unser Wohl- oder Unwohlbefinden. Immer resultieren diese aus der Art und Weise, wie wir mit uns selbst umgehen, und ob wir der Erkenntnis, die wir daraus gewinnen, Gehör oder Raum schenken, ob wir uns selbst gehorchen. Der Umgang mit uns selbst kann liebevoll oder vernichtend sein. Hierin haben wir die Wahl. Jedoch, wollen wir wirklich die Expedition zum Glück zielorientiert durchführen, gilt es, sich in Führung nehmen zu lassen von dem, was bleibt. Dann gilt es, die Täuschung aufzudecken darüber, dass es in zeitlich Bedingtem weder zu finden noch als solches herstellbar ist, und wahrzuhaben, was nicht haltbar ist, was den Haltbarkeitstest, von dem heutzutage so viel die Rede ist, nicht besteht.

Das Gewahrsein unseres Ewigseins entdeckt dieses, und es deckt zugleich die Täuschungen darüber auf, was vielversprechend und glücklich machend uns erscheint. Innehalten im Hier und Jetzt ist die Eintrittskarte in den Raum wirklichen Gewahrseins. Diesem sich zu öffnen, ist der einzige Garant unseres Glücklichseins im Tohuwabohu unseres Lebens in der Zeit. Und sei es auch nur eine verfliegende Sekunde lang gewesen, in der ultimative Glückseligkeit erfahren wurde, so ist sie – und wir in ihr – aus der fließenden Zeit herausgefischt. In dieser Sekunde waren und sind wir im Kontakt mit unvergänglicher Glückseligkeit, auch wenn die nächste Sonnen- oder Mondfinsternis uns dies ausreden will. Wir wissen dann, dass dies nur vorübergehende Phänomene sind. Und es ist so: Oft genügt eine Sekunde Ewigkeit, wirklich erfahrener Glückseligkeit, um uns aufgerufen zu wissen, unser Leben ganz neu auszurichten. Und es tut sich dann auch im Hier und Jetzt. Im Übrigen: Welchen Wert hätte Ewigsein, wenn nicht jetzt und hier? Wir kommen also um unsere Entschlossenheit zu glückseligem Leben nicht herum – unsere Entschlossenheit im Hier und Jetzt.

Das umfassende „Ja", die große Umarmung und Glückseligkeit sind nicht eine Frage der Quantität, also des Nur-Messbaren. Als Individualisten betonen wir das uns von anderen unterscheidende und zu anderen abgrenzende Besondere, Alleingänge bestreitend. Nun ist ultimative Glückseligkeit indessen nicht eine Frage von sich unterscheidenden, messbaren und daher zeitbedingten Merkmalen. Wir spüren, besser gesagt, wir wissen untrüglich um ihre ewige Qualität. Dr. Abraham Maslow, US-amerikanischer Psychologe, hatte dieses erfahrbare Phänomen als „peak-experience"[38] bezeichnet und in der Spitze der von ihm aufgestellten „Bedürfnispyramide" angesiedelt. Ein größeres Bedürfnis oder eine diese Glückseligkeit überbietende Erfahrung gibt es nicht. Sie geschieht als ultimative Erfahrung und relativiert alles andere. Unsere Sehnsucht weist auf sie hin. Präsenz im Hier und Jetzt könnte umschrieben sein mit einem ‚Wohnen im Ja der Liebe'. Wir erleben volles Dasein.

Innehalten zwischen Himmel und Erde stellt uns in den Schnittpunkt. Wir werden unserer gegenwärtigen Präsenz gewahr, unseres Ewigseins in der Zeit. An dieser Stelle muss, ja muss T. S. Eliot zitiert sein. In den, ‚Four Quartet' hat er diesen Schnittpunkt hinreißend wie folgt gekennzeichnet:

„Kennen Sie (...) den Augenblick in und außer der Zeit, den Punkt, wo sich Zeitloses schneidet mit Zeit, nicht der

---

38 https://de.wikipedia.org/wiki/Maslowsche_Bed%C3%BCrfnishierarchie

gesteigerte Augenblick, losgelöst, frei von Gewesenem und Künftigem, sondern das ganze Leben, glühend in jedem Augenblick."[39]

Hier atmet Glückseligkeit, die die Liebenden durchströmt und die das unbedingte „Ja" der Liebenden begründet. Dieses „Ja" ist eine gigantische Selbsterfahrung in der Zeit. Wir können sie nicht erfassen oder erklären – und werden deshalb auch wieder straucheln. Es ist sogar oft so, dass wir erst jetzt so richtig hellhörig, viel sensibler für die Störungen geworden sind, die uns einreden, dass wir sie zu tolerieren haben, gehörten sie doch zu unserem begrenzten Menschsein. Wir haben die Wahl, uns damit zu identifizieren und entsprechend zu definieren oder uns ultimative Glückseligkeit zu gönnen. Identifizieren wir uns mit Störungen oder Rückfällen, haben uns ganz schnell Zweifel, sogar Verzweifeltsein, Straucheln, Versagthaben und freudloses Müssen, auch Sich-beweisen-Müssen, wieder im Griff. Auch eine abgrundtiefe Krise, die uns im Bann hält, kann uns dann wieder den Boden unter den Füßen wegziehen. Statt aber in der Krise die Chance zu sehen, durch die etwas zu gewinnen ist, sind wir womöglich enttäuscht und stellen sogar bagatellisierend fest: „Es war nur ein mich verrückt machendes Strohfeuer – was soll's!" Vielleicht war es das sogar … und nicht mehr. Doch dann jedenfalls gilt es, eben diese Enttäuschung zu sehen und in unserem umfassenden „Ja" zu beherbergen, in bejahender Umarmung uns zu verzeihen, sodass sie sich verziehen kann. Niemals ist angesagt, das Kind mit dem Bade auszuschütten, sprich, dass wir uns mit Niedergeschlagenheit identifizieren oder unverbindlich feststellen, wer denn schließlich ein Strohfeuer vom Liebesfeuer, das

39 ‚Vier Quartette' Suhrkamp Verlag 2015

brennt und nicht verbrennt wie der ‚Dornbusch am Berge Sinai‘[40], zu unterscheiden wisse. Wir als Wissende sind zugleich auch die, die sehen, wie der Hase läuft – wir können nicht wieder dahinter zurücktreten. Das ist uns eigen, ist unverlierbar. Es gilt dann lediglich die verdunkelnde Brille abzunehmen und mittels entschlacktem Gewahrsein jede Täuschung aufzudecken.

Der andere ist kein Besitz, über den egoistisch verfügt werden kann. Das scheinen wir zu wissen, verstehen wir vielleicht auch und stimmen dem zu. Dennoch liegt die Umsetzung allenthalben noch schwer im Argen: „Meine Frau“ „Mein Mann“ „Mein Kind“ … „Mein Vieh“ ... Diese eindeutigen Besitzerklärungen suggerieren zumindest Verfügbarkeit im Sinne von „Du hast da zu sein!“ „Du gehörst (zu) mir!“ „Du hast zu gehorchen“ „Wenn du mich liebst, dann hast Du … zu sein ... zu tun!“ Welch missverstandenes Lieben! Und doch fungiert diese nicht selten bewusst und unbewusst praktizierte Unterwerfungsstrategie als Liebesbeweis, als sei irgendjemand berechtigt, sich seines Liebesobjektes zu bemächtigen. Man übersieht, dass die Objektivierung des ‚Du‘ der Tod der Liebe ist, und dass derlei Auswüchse weitgehend unaufgedeckt aufgrund von vereinnahmenden Anspruchshaltungen wuchern.

Doch nun geht es noch ein bisschen tiefer ins Eingemachte. Fragen Sie sich: „Wie steht es um Sie selbst? Sind Sie selbst niemandes Besitz? Gehören Sie sich selbst nicht einmal? Sind Sie für sich selbst nicht verfügbar? Lassen Sie sich wirklich in Freiheit leben? Verobjektivieren Sie sich selbst und binden sich ein in vielerlei Zwänge?“ Lieber Leser, liebe Leserin, wie steht es um Ihre Selbstbejahung? Sagen

40 2. Mose 3:2

Sie „Ja" zu sich – uneingeschränkt, oder sind Sie allzu gerne selbstverliebt und positiv unterwegs? Sehen Ihre Ecken und Kanten lieber nicht, aber infolgedessen den Miesepeter im anderen? Wir stimmen unter Umständen zu, dass gegenseitiges Lieben kein Besitzergreifen ist, nicht sein kann und nicht sein darf. Wir haben tatsächlich daran geschnuppert, dass nichts wollende Hingabe – ohne einen Hauch von Selbstbehauptung oder Besitzansprüche – an andere die unanfechtbarste Liebeserklärung ist. Aber scheuen wir nicht das Risiko? Der andere könnte es ja schließlich nur ausnützen. Bin ich selbst der andere? Nütze ich mich aus, wenn ich mich im Griff haben will? Wen ergreife ich da? Halte ich fest an einer Vorstellung von mir? An einem Image? An den alten ‚Solls', den introjizierten „So sollst du sein" „So sollst du tun"? Und dann noch eines: Dieses ‚Ich', jenseits von Vorstellungen und Imperativen, ist es wirklich, oder ist es nur eine Schimäre – rein fiktiv? Wer gibt mir oder Ihnen die Garantie für Echtheit? Wiederum Fragen. Die ganz entscheidende Frage nach der Garantie richtet sich an unser Selbstvertrauen.

Beginnen wir mit einem Beispiel: Es läutet. Eilig, wie es meine Art ist, gehe ich zur Tür, um zu öffnen. Ganz augenscheinlich tue ICH das. Klar, habe ich mich im Griff, ich kann mich doch auf mich verlassen. Meine Beine haben mich noch immer getragen und mir gehorcht. Sie sind doch meine Beine, wie mein Bauch mein Bauch ist. Es bedarf keiner Überlegung, ich nehme das ‚for granted'. Aber dieses Mal passiert etwas anderes, und zwar aus heiterem Himmel: Ich werde auf dem Weg zur Tür von einem bis dato unbekannten Herzrasen angefallen, dazu kommt eine Schwindelattacke. Wer führt da Regie? MEIN mir gewohntes Funktionieren bricht zusammen. Durch wen, durch was? Wie kommt es, dass ich attackiert werde, wer verfügt da über mein Herz und meinen Kreislauf wie über einen Besitz? Wer ver- oder behindert mich, das zu tun, was ich tun wollte, nämlich der Freundin die Tür öffnen? Da tobt sich anscheinend eine Dualität aus – gegensätzlich gerichtete Kräfte stoßen aufeinander. Wer stiftet das an? Wer durchkreuzt das, was ich will? Wir alle kennen solche Momente und könnten zusätzlich viele Beispiele finden – wie Sand am Meer gibt es sie, überall und zu allen Zeiten.

Und was geschieht nun des Weiteren? Das Herz- und Kreislaufsystem kann nun die Beine beschimpfen und sie zur Ordnung rufen und zur Rücksicht auffordern oder um einen Arztbesuch bitten. Jedenfalls, meine ich, sollen sie gefälligst funktionieren. Doch die Beine erwidern vielleicht entwertend: „Stellt euch nicht so an – wir brauchen jetzt unsere Ruhe" ... und so fort. Wir kennen auch derlei Beschimpfungs- und Streitspiralen zur Genüge. Wiederum stellt sich die Frage: Wer führt hier Regie? Jedenfalls scheine nicht ich der Herr im Hause zu sein oder dessen, was ich will und wollte. Das arme ‚Ich' – so sah es Freud – muss sich mit dual ausgerichteten Kräften herumschlagen. Neutraler gesagt, mit Umständen, die sich als einen undurchschaubaren Wechselwirkungszusammenhang beschreiben lassen. Offensichtlich sitzen diese hier maßgeblich auf dem Regiestuhl.

Schauen wir uns den Dialog noch ein wenig genauer an. Die Beine sagen inzwischen vielleicht „wir müssen die Oberhand behalten" und appellieren an Herz und Kreislauf. Die, des Redens müde, antworten nonverbal mit noch mehr Verlust des Gleichgewichts und weichen Knien. Möglicherweise mischt sich jetzt der Intellekt ein und appelliert, sich vernünftig auf eine Vereinbarung einzulassen, wenigstens sich auf einen Kompromiss zu einigen. Das scheint naheliegend zu sein, also ‚ich' stimme nolens volens zu, schalte in den ersten Gang zurück, begnüge mich damit, ab jetzt entschleunigt zu leben. Erhoffe mir dadurch allerdings, wieder die Kontrolle zu haben. Gestalte ich es freundlicher, appelliere ich sinnvollerweise so an die Kooperationsbereitschaft von Herz-und Kreislauf, dass mit ihnen eine Vereinbarung zustandekommt, durch welche das Ruhebedürfnis auf eine Weise befriedigt werden kann, durch die alle – also auch ‚ich' – größtmögliche Zufriedenheit erlangen. Ein kluges, allparteiliches und organismisches Mediieren ermöglicht ein solches Ergebnis. Nun kann sich dank Kooperationsbereitschaft und –fähigkeit erst mal Ruhe einstellen. Um eine gewisse Sicherheit zurückzugewinnen, verspreche ich mir, Langsamkeit und Entschleunigung in mein Leben zu bringen, will mir das zur Gewohnheit machen und stimme zu, dass ich mich und mein Leben entsprechend neu zu organisieren habe.

Aber nun ist beispielsweise mein Chef nicht gewillt mitzuspielen. Vollarbeit sei weiterhin angesagt. Ausweg? Ich beruhige mich, finde mich damit ab und schaue, dass im Privatleben einiges ruhiger laufen wird. Zudem wird schon der Zeitpunkt kommen, wo die gewünschte Ruhe möglich wird, und auf lange Sicht gesehen, setze ich mich sowieso ins Ausland ab. Doch inzwischen haben sich die Umstände geändert. Eine Katastrophe, etwa eine Geldinflation, hat diese als ‚Lösung' deklarierte Zielsetzung zerschlagen. Erneut muss ich mich nun den Umständen gemäß arrangieren oder mich mindestens daran anpassen. Was ich auch sofort tue. Damit scheint wieder Ruhe einzukehren, ich scheine mich wieder im Griff zu haben mitsamt dem, was aus dem Ruder gelaufen war. Neu organisiert, kann ich mir wieder Selbstvertrauen einreden, zumindest so lange, bis die nächsten Umstände und deren Wechselwirkung neue Anpassung einfordern. In der Zwischenzeit dreht sich das neue Gewohnheits-Hamsterrad. Ich treffe vielleicht Vorkehrungen, nicht wieder Opfer von Umständen zu werden. Doch, wer hat diese im Griff, wer hat den Überblick? Jetzt gänzlich verunsichert ob ‚meiner' Regieführung, werde ich vielleicht hellhörig für Fragen: „Wer bin ich wirklich? Vereinnahme ich mich selbst oder werde ich vereinnahmt? Wer ist dieses ‚Ich' wirklich?"

Wohl dem, der es sich gönnt, in dem Tohuwabohu von auf ihn einwirkenden wechselseitig sich bedingenden Zusammenhängen – sprich, Umständen – ein Innehalten zu praktizieren und, wie gerne gesagt wird, sich auf sein Wissen um sich selbst zu besinnen. Aber, noch einmal: Wer ist mit diesem ‚Wissen um sich selbst' gemeint?

Sich selbst verstehen – nicht mehr und nicht weniger

Zunächst sei gesagt, dass es Mut braucht, sich der Spannung zu stellen, die jetzt überhaupt erst wahrgenommen werden kann. Des Weiteren braucht es Geduld und Offenheit, sich der Lasten gewahr zu werden und Belastendes aus dem Weg zu räumen oder eben fallen zu lassen, dies vor allem auch zu sondieren. Aber, auf welche sondierende Fähigkeit ist hier Verlass? Und wer garantiert, dass ich nicht wieder blindlings in einem neuen Hamsterrad sitze, obwohl ich mir doch ganz anderes davon versprochen und entsprechende Anstrengungen auf mich genommen habe? Wer garantiert, dass ich nicht vielleicht einer nächsten Krankheit, einem nächsten Unfall ins Messer laufe? Wer ist dieses ‚Selbst', auf das ich mich besinnen könnte und das ich mehr und mehr verheißungsvoll finde?

Da stoße ich auf die Tatsache, dass in mir ein Gewahrsein und Wissen ist, das bisher unbeachtet blieb – vielleicht, weil es mir bisher im Großen und Ganzen gut gegangen ist. Jetzt, wo es mir schlecht geht, stelle ich mir die Fragen: „Wer bin ich überhaupt, dass mir das passiert? Was ist vonnöten?" Es fehlt mir an Durchblick, und gäbe es ihn, dann wäre Befreiung aus diesem Tohuwabohu in und außerhalb von mir möglich. Doch das wäre zu prüfen. Deshalb lausche ich in die Worte ‚Durchblick' und ‚Selbsterkenntnis' hinein. Da kann doch nur ein ‚Selbst' involviert sein, das selbst nicht betroffen ist, denn sonst drehte ich mich hoffnungslos im Kreise und bliebe der Niederlage ausgeliefert. Jedoch in der Lage zu sein, mich liebevoll MIR selbst zuzuwenden, das ist aussichtsreich. Konkret heißt das in dieser Situation, mein aktuelles Fragen und Suchen zu bejahen und nicht unwirsch vom Tisch zu fegen. Das entschärft das mich davon abbringen wollende Argument, mit all dem Glücksstreben nur einem unsinnigen Wissensdurst erlegen zu sein, einem unrealistischen Höhenflug.

Das leuchtet Ihnen sogar ein, nicht wahr? Doch nun, an wen wenden Sie sich? Solange das Selbstvertrauen fehlt, meinen Sie vielleicht, dass es eine Instanz, einen Zuständigen braucht, zumindest solange, bis Sie genügend Vertrauen gefasst haben werden. Aber, da es an Vorbildern fehlt, ist guter Rat teuer. Außerdem, wie könnte ein anderer als Sie selbst ein besserer Spezialist für Belange sein, die Sie angehen? Es mutet grotesk an – Sie selbst sind, obwohl Ihnen der Durchblick fehlt, die oder der Zuständige für

Ihre Belange. Es bleibt Ihnen nur eines, nämlich sich dem Licht des ‚Selbst' zu öffnen – dessen Sie jedoch nicht gewahr sind –, welches Ihnen jedoch Durchblick gewähren kann. Und genau dieses einfallende Licht zeigt Ihnen Ihre Situation, zeigt beispielsweise, dass Sie im Hamsterrad festsitzen, des Weiteren, dass Sie sich dort blindlings seit einem halben Jahr gefangen halten und vor sich hin leiden. Es kann Ihnen auch aufzeigen, wie Sie sich in Ihren Liebesgeschichten ständig aufs Neue scheitern lassen oder Ihren beruflichen Erfolg blockieren oder wodurch Sie mit Ihren Ausbruchsversuchen ins Freie nicht zum Zuge kommen … Sie werden verstehen, was vorgeht. Das Beste daran ist: In dem Maße, wie Sie sich selbst verstehen, verstehen Sie alle anderen auch.

Zurück zum ‚Selbst': Dieses ‚mein Selbst' ist offensichtlich in einer umfassenden Selbstbejahung mir mein ‚Nächster'. Dank dieser Selbstliebe kann ich um meine Not überhaupt erst wissen – umfassend wissen. Das ‚Selbst' heult nicht mit den Wölfen, ist offensichtlich selbst nicht in Not. Stattdessen ist es Licht, das Durchblick gewährt, ist wirkliche Liebe, ohne ihrer zu bedürfen, weil es selbst die Quelle unerschöpflicher Liebe ist. Dank diesem ‚meinem Selbst' komme ich bei mir an, komme ich nach gescheiterten Irrfahrten endlich an. Zu allem Überfluss entdecke ich, dass es das Zuhause aller wirklich Liebenden ist, aller Glückseligen. Aller – obwohl oder trotzdem wir noch an Täuschungen Verhaftete sind. Ja, sogar dann, wenn wir Selbstliebe für eine verruchte Seuche halten – bestenfalls sie als gute Arbeitshypothese gelten lassen ..., auch dann, wenn uns schon allein das Wort ‚Selbstliebe', wie so manche, vom Hocker reißt, weil es vollkommen falsch verstanden oder interpretiert, es mit willkürlicher egozentrischer Befriedigung assoziiert wird. Das Selbst ist trotz Meinungen und Urteilen das, was es IST.

Aufs Neue wird deutlich, dass wir in dem Maße, wie wir uns selbst verstehen, alles andere auch verstehen. Nicht weniger und nicht mehr. In diesem Sinne könnte das wissende ‚Selbst' durchaus zunächst einmal als eine hilfreiche hypothetische Größe fungieren. Es wäre zu verifizieren, dass uns, abgeschnitten von diesem Wissen, wie dies für Odysseus zutraf, Irrfahrten im Tohuwabohu waltender Umstände beschert sind. Tag für Tag verifiziert sich das. Wer kennt nicht dieses Herumrudern in waltenden Umständen zur Genüge? Allerdings ist es möglich, dass – sarkastisch geworden ob so viel gescheiterter, weil fehlangelegter und darum auch fehlgeschlagner Expeditionen ins Glückverheißende – für so manchen die Einsicht blockiert ist, mancher abgeschnitten bleibt vom wissenden ‚Selbst'. Man erklärt dann die Umstände zu widrigen Schuldigen, das böse Schicksal zum Feind. Entsprechend erklärt man Selbstliebe zur gefährlichsten Sache, und die durch sie zu gewinnende Glückseligkeit wird bestenfalls zu einem kitschigen und egoistischen Selbstgenuss abgewertet und, wie könnte es anders sein, verpönt.

„Relative ‚Iche' – das eine Selbst

Eine solche, dem freien ‚Selbst' im Wege stehende relative Sicht – mitsamt ihren kleingläubigen Ansichten – ist ein Ergebnis von Selbsttäuschung. Bisher – gar nicht einmal bewusst, vielmehr fraglos – überzeugt gewesen zu sein, die zu sein, als die wir in einem Pass erscheinen und ausgewiesen sind, oder jene zu sein, die sich mit ‚Sollens'-Forderungen identifizierend herumzuschlagen haben, um dieser oder jener ‚Gutmensch' zu sein bzw. zumindest sein zu sollen. Oder wir meinen, Gefällige zu sein, die sich entsprechend internalisierter Normen so verhalten, dass sie gefallen und gemocht werden. Oder, und dies sei als eine letzte Variante von vielen noch möglichen aufgeführt, wir sind überzeugt, radikale Rebellen zu sein, und legen entsprechend einem dafür maßgeblichen Verhaltenskodex ein rebellisches Verhalten an den Tag. All diese Selbstbilder und Überzeugungen können jetzt in ihrer relativen Gültigkeit als Vorstellungen darüber, wer wir sind, als relative Spielformen erkannt werden. Es sind dies alles Ergebnisse von Identifizierung und Konditionierung. Als Möglichkeiten stehen sie mir, Ihnen, uns allen offen. Im Grunde braucht es nur, über ein entsprechendes Programm verfügen zu können.

Es gilt also aufzuwachen und zu wissen, dass trotz aller Vielfältigkeit Ihrer selbst – als Ergebnisse von Umständen, Wechselwirkungen, schnell sich ändernden Erfindungen, Identifizierungen – ein anderes ‚Selbst', das SELBST Ihr Seins-Grund ist – vergleichbar einer Leinwand, auf der all diese Akteure in ihrer Relativität erscheinen. Das Umweltfeld, ebenso Zeitströmungen und Erbanlagen werden mit beeinflussen, als wer Sie sich als ‚relatives Selbst' definieren oder erfinden. Das SELBST jedoch ist absolut, unveränderlich ewig …, ist immerwährende Gültigkeit. Und dieses SELBST ist in innigstem Bunde mit uns, den Vielfältigen und oftmals Strauchelnden, bis durch diese Art von Liebesbeziehung die Ehe vollzogen ist und wir die sind, die wir waren und sein werden, bevor wir wurden: ‚EINS'. Es möge verständlich geworden sein, dass wir wirklich von jeher sind. Dass wir in der Zeit, der relativen Zeit, erscheinen – ausgestattet mit dem Wissen um unser Ewigsein, um

Schönheit und Liebe, die wiederum um das GANZE weiß. Dieses Gewahrsein des SELBST – und, ich wiederhole es, sei es auch nur als eine gute Arbeitshypothese anerkannt – ist vollkommen frei, ist von nichts besessen, ist kein Besitz, ist weder abhängig noch manipulierbar ..., ist höchste Intelligenz: Liebe.

Bis hierher gekommen, möge deutlich geworden sein, dass dem absoluten SELBST als Wissen, Durchblick, Liebe nicht einmal ein Hauch von Ver-'mein'-igung, sprich Exklusivität, anhaftet. Dann liegt auf der Hand und wir können – jetzt wach geworden für die Einsicht – wahrhaben, dass unser bisher für zuständig erklärtes 'Ich' sich unwissentlich die Behauptung anmaßt, wir seien nur das, was wir augenscheinlich sehen, begreifen und in Besitz nehmen können. Diese Ver-'mein'-igung verführt unweigerlich zu Selbsttäuschungen vielfältigster Art. Und diese ihrerseits kreieren Konflikte und unzählige Formen von Leistungsbeweisen, u.a. diesen, unsterblichen Ruhm erlangen zu müssen. Durch dieses ver-'mein'-igte 'Ich' wird auch alles aufrechterhalten, was Mangel beinhaltet, beispielsweise durch entsprechende Weckung von Bedürfnissen. Das Ergebnis ist, als ein 'Mängelwesen' zu leben, das mangelorientiert ist und nicht genug bekommen kann. All dies hat uns ungestüm im Griff und kann die Hölle sein. Als Gefangene unserer selbst dürsten und hungern wir am gedeckten Tisch. Trostlos. Dies zeitigt unweigerlich peinigende Enttäuschungen, so lange, bis wir eines Besseren wegen dies alles loslassen durch Aufwachen. Denn sind wir einmal wach geworden für das erlösende SELBST, und haben wir uns in ihm, in Liebe, die wir sind, gefunden, erledigt sich im Nu jeglicher Mangel. Das Ledigsein aller Blockaden, Identifizierungen und Enttäuschungen, all dessen, was uns, weil wir uns im ‚Mein' abgesondert haben, letztlich in unsägliche Verlassenheit führt, besingt der große persische Philosoph und Dichter Hafis:

„Die Liebe hat Hafis

so gänzlich durchdrungen,

dass sie mich zu Asche verwandelt und befreit hat

von jedem Begriff, jeder Vorstellung,
die mein Verstand

jemals kannte." [41]

Wirkliches Lieben ist unbedingt. Trifft uns dieser Blitz auch nur für einen Augenblick, ist diese Brandwunde höchste Seligkeit. Ihre Sprache ist das uneingeschränkte „Ja" – uneingeschränkte Bejahung gänzlicher Freiheit, Unverfügbarkeit. Nicht der geringste Hauch von Manipulation oder von Verlust- und Gewinnrechnung haften daran. Eine so erlebte Begegnung vergewissert uns der Unsterblichkeit – für immer. Und geht uns unbedingt hier im Zeitlichen an. Erlebte Glückseligkeit weckt in uns natürlicherweise das Bedürfnis, immerwährend darin zu bleiben, sodass wir entschlossen sind, alles zu lassen, was sie blockierend trüben könnte. Äußerste Wachheit begleitet dieses Erleben. Auch, wenn der Alltag uns zu Erledigungen aufruft, wissen wir, dass wir sie so ausführen können, dass wir ihrer ‚ledig' bleiben, nicht darin gefangen, nicht daran angeheftet sind. Wir führen sie mit Gleichmut aus. Offenständig innehaltend versichern wir uns jedoch des Durchblicks

---

41 A.a.O. aus ‚Ich habe so viel gelernt'

des SELBST, seiner immerzu schenkenden Fülle. Um sie empfangen zu können, brauchen wir leere – sozusagen ent-‚mein'-igte – Hände. Und das getäuschte ‚Ich' löst sich auf im ICH, im SELBST.

Stehen im rechten Winkel

Wir stehen also auch im Alltag im rechten Winkel – aufrecht auf der messbaren Zeitachse – im Schnittpunkt. Verbildlichen wir dieses Stehen, Einstehen, Standhaftsein, so lässt es sich als ein Aufrichten auf der Horizontalen, die die messbare Zeitachse darstellt, beschreiben. Ohne diese Auf- und Ausrichtung ist ultimative Befreiung – auch nicht mittels unendlicher Kreisläufe von Geburt und Tod – möglich. Niemals. Der rechte Winkel, in dem wir stehen müssen – es gibt nur diesen einzigen unter Tausenden, unendlich vielen Winkelverhältnissen – ist die Metapher dafür, dass wir uns nicht mehr zu ermächtigen, sprich, zu verabsolutieren brauchen, und auch, dass wir um die Relativität der Wechselwirkungszusammenhänge wissen. Wir wissen es: Machthaberische Ideologien, auch esoterisch getarnte, können nicht befreien. Sie führen sich über kurz oder lang selbst ad absurdum. All das ist wurzelhaft beendet durch unbedingte SELBST-Bejahung, die die Sprache unbedingten Liebens ist.

Um diese Erkenntnis noch zu vertiefen, stellen wir noch diese Frage: Wie ist es aber überhaupt möglich gewesen, dass wir dessen verlustig geworden sind? Was taten oder tun wir, dass wir dieses Wissen um das entscheidende „Ja“, unbedingtes Geliebtsein und Lieben, verloren haben und immer noch verlieren? Diese äußerst essenzielle Frage könnte mit dem Vorhergehenden beantwortet sein, nämlich: Wir stehen dann nicht mehr im rechten Winkel, werden von der Schwerkraft angezogen und stürzen ab in die messbare Zeit, insofern, als wir sie verabsolutieren, zur einzigen Zeit erklären. Und als Verführte fallen wir dem, was sterblich ist, anheim. Wir sind dann der wirklichen Liebe Entfallene … oder Verunfallte. Das relative Wissen, das aus unserer Sterblichkeit, unserem Körper, nicht zuletzt aus unserem Gehirn und seiner Beschaffenheit resultiert, verführt uns dazu, das Augenscheinliche und Messbare beweisen zu müssen. Wir kreieren Paradigmen und Weltanschauungen, die suggerieren, dass nur ist, was messbar ist. Und wir werden belohnt mit Funktionalität – einer mehr oder weniger schlüssigen, beherrschbaren Realität. Auch, wenn wir wissen, dass bisher erst zweieinhalb Prozent dessen, was zu wissen wäre, erforscht wurde, sind wir des Glaubens, dass das nur eine Frage der Zeit ist. Wir wollen die äußere, wissenschaftlich zugängliche, manipulierbare Welt beherrschen. Auf vielfältigste Art machen wir sie uns dienstbar, nicht merkend, dass wir – selbst zu Sklaven Gewordenen – sie versklaven.

Diese Selbsttäuschung in Form von Identifizierung mit Macht und Bemächtigung scheint uns dem Makel unserer Sterblichkeit zu entreißen. Fieberhaft wird ihr stattgegeben, blindlings – und meist in bester Absicht. Und in der Tat können wir messbar das Leben verlängern. Aber ist Prolongation gleich Ewigkeit? Natürlich nicht. Zu unserem Leidwesen sind und bleiben wir sterblich. Und wir beantworten diese Tatsache mit Ignoranz oder mit narzisstischen Allmachtsfantasien bzw. depressiver Schrumpfung. Dies alles ist en vogue. Wir stellen vielleicht sogar fest, in Kreisläufe eingebunden zu sein – schicksalhaft –, die uns notgedrungenermaßen in Täuschung, ja Enttäuschung gefangen halten, und dies trotz oder gerade wegen vielversprechender Fortschritte in der Wissenschaft. Und trotz wachsendem Suchtverhalten in vielfältigen Ausprägungen, die als Täuschungsmanöver oder ins Unglück stürzende Erlösungsstrategien einen zentralen Platz in unserem Leben einnehmen. All dies darf durchschaut und bis in die Wurzeln – radikal – durchleuchtet, erleuchtet … und beendet werden. Wir sind todlos ..., und gegründet im SELBST stehen wir im einzig möglichen rechten Winkel aufrecht im Leben.

Die ultimative Enttäuschung

Gesichter der Enttäuschung

Die schmerzlichste Enttäuschung wird in der Liebe erfahren, sie stürzt uns nicht selten in Verzweiflung. Wir erleben uns gänzlich abgeschnitten, abgetrennt, entzweit, verlustig, herausgefallen aus liebevoll erfüllter Lebendigkeit. Abgehängt von etwas, woran wir gehangen haben, vielleicht sogar davon abhängig waren. Ganz entgegen dem, was wir wollten – geradezu entgegengesetzt zu dem, was wir uns ersehnt haben. Dual gerichtete Kräfte machen sich breit, und die Folge davon ist Zerrissensein. Jedoch, werden wir nicht auch wach gerüttelt? Und dies radikal? Entdecken wir nicht auch unser nutzloses Machen-Wollen im Labyrinth des Ozeans ‚Leben', das uns gefangen hält? Wir fragen uns vielleicht: „Fehlt es an Mut, am Wagnis, selbstständig zu sein? Bin ich einer Kinder-Wunde erlegen – der Illusion, jemand könnte sie heilen?" Wir merken, vage Sehnsüchte bringen nichts. Selbst ringendes Bemühen wird nicht belohnt. Dennoch strengen wir uns vielleicht gerade jetzt erst an, um Autonomie, sprich, Selbstbestimmung allem zum Trotz zu erreichen. Wir wollen dann vielleicht erfahren, was wir wirklich suchen: Unabhängigkeit als Vorsorge, um weiteren Enttäuschungen zu entkommen. Oder Selbstliebe in Freiheit, die von keinem Hauch Abhängigkeit getrübt ist. Was lässt sich machen? Jakobsweg,

Grenzerfahrungen mit Gurus verschiedenster Heilslehren, Medien-Abstinenz und deren Gegenteil, Shopping, Yoga und Stillsitzen, Nahtod-Erfahrungen, Initiationen aller Couleur ..., des Tun und Machens kein Ende.

Sind dies alles nur falsche Wege, auf denen wir feilschen um etwas, das so nicht erreichbar ist? Resignation, Schicksal, Karma walten gnadenlos? Tiefstes Fragen, auch zorniges Fragen. Anscheinend ist unser Tun und Machen nicht zielführend. Verzweiflung, Enttäuschung, wer weiß schon um den roten Faden der Ariadne[42], der uns aus diesem Labyrinth führt? Ängste melden sich ebenfalls. Und weiter wird spekuliert: Wie lässt sich der totale Durchblick finden? Was ist zu tun? Man schaut sich nach Vorbildern um, liest interessante Biografien, liest vielleicht überhaupt viel – erlebt sich vielleicht auch mit anderen Verzweifelten im gleichen Boot sitzend – aber das bringt's alles nicht mehr. Es scheint, als gelte es nur noch, das Leben hinter sich zu bringen. Oder man fragt sich völlig verunsichert, ob etwas zu wagen ist – schließlich: „Wer wagt, gewinnt." Aber ganz alleine auf sich gestellt? Und wenn schon, wofür dann überhaupt so ein als unmäßig empfundenes Abenteuer, das viele Gefahren birgt, auf sich nehmen, an dessen Ende man – ich, Sie, wir – vielleicht gelackmeiert dastehen? Vielleicht auch verlacht und verbannt, bar jeglicher Hoffnung? Diese und ähnliche Verzweiflungsausbrüche – wer kennt sie nicht?

42 https://de.wikipedia.org/wiki/Ariadne

Das Wagnis

Einer, der in einem herrlichen Palast gefangen saß, in dem sich der Sage nach das Labyrinth befand, schlich sich des Öfteren an einem dunklen Tor vorbei, von dem es hieß, es führe ins Verderben. Schon viele, hörte er, hätten mit Gewalt das dunkle Tor durchbrochen, doch keiner sei je zurückgekehrt, und um so größer sei unter den Zurückgebliebenen die Furcht geworden. Doch der Gefangene schaute sich das Tor genauer an. Dann, eines nachts, als alle Wachen müde waren, brach er entschlossen durch das dunkle Tor – und stand im Freien.[43]

Die Aktion eines Durchbruchs übt nur jemand aus, der nach Freiheit dürstet und dessen gewahr wird, dass die Wachen müde sind. Dann wagt er entschlossen, durch das dunkle Tor in Unbekanntes durchzubrechen – ohne Gewähr. Fragen wir uns zunächst, was es mit den Wachen auf sich hat – deren Müdigkeit den Durchbruch zielführend ermöglicht. Ihre Aufgabe ist – und sie lösen sie raffiniert – denjenigen, der sein Leben in Gefangenschaft beenden will und zum Durchbruch entschlossen ist, abzuhalten und weiterhin in Gefangenschaft zu setzen. Sie operieren mit Einschüchterung, mit Überzeugungs- und Überredungskünsten, ggf. mit Drohung, List, um Ignoranzbereitschaft wissend mit Bagatellisierung und Ablenkung. Überzeugt davon, dass es aus dem Labyrinth unseres Menschseins keinen Ausweg gibt, machen die ‚Wachen' uns glauben, dass wir Gefangene unseres Schicksals sind und bleiben, dass wir endlos zu leiden haben, dass Träume nur Schäume sind, dass

43 Nach Überlieferung

jedes Bemühen in Sachen Liebe nur Leiden schafft, Kampf, Risiko und Anstrengung zu nichts führen.

Verzweifelt und resigniert setzen sie den Einwänden vielleicht sogar noch einen obendrauf, indem sie uns einreden, dass wir, verglichen mit anderen, das bessere Los von Ausweglosigkeit gezogen haben, dass wir uns also gefälligst arrangieren könnten mit der Gefangenschaft als Gefangene, die wir sind. Konkret gesehen in unserem Alltag heißt das, wir bleiben dann Gefangene eines gänzlich unerfreulichen Jobs, dessen abgeworfene Entlohnung ermöglicht, dass wenigstens die Miete bezahlt werden kann. Wir bleiben in der krank machenden Beziehung, wie andere doch auch. Wir leisten der Sucht Treue, wir wissen ja schließlich, wie wir zu ticken haben. Schließlich reden uns die ‚Wachen' ein, dass uns noch Schlimmeres widerfahren könnte. Wir müssten sogar Mitleid mit den noch Ärmeren haben, das helfe uns, unser Leiden zu bagatellisieren. Im Spenden und den Aufrufen der Hilfsorganisationen folgend finden wir eine neue Aufgabe, wir sind wieder gebraucht und wichtig, zumindest abgelenkt von der eigenen Trübsal. Frei? Glückselig? Jedenfalls wieder besser drauf, wenngleich der Sog, Gutes zu tun, tun zu sollen, zu müssen, das dahinter Wirkende – das zur Hilfeleistung antreibende Mitleid – sich unter Umständen darauf reduziert, dass man Beruhigung oder Ablenkung findet vom Leiden an sich selbst.

Jedenfalls wollen wir keineswegs – und darin sind wir höchst wachsam – noch einmal konfrontiert werden mit allem, was Verzweiflung, Ohnmacht und Ausweglosigkeit hervorrufen könnte. Es wache sowieso ein nimmermüder Gott über unsere Lebensdauer. Diesen umstimmen zu können, finden wir unmöglich! Fazit: Wir gehen weiter den Gang durchs Labyrinth, die Wüste, und sagen uns: „Die

Hoffnung stirbt zuletzt." Selbst, wenn wir mit dem Latein am Ende sind und kapitulieren, könnte es sein, dass ganz unverhofft ein Wunder geschieht. Es könnte ja schließlich sich ereignen – zumindest weiß keiner genau, dass es nicht sein kann. Im Bild der Geschichte würden wir dann auch die Meinung vertreten, dass das dunkle Tor unbedingt ins Verderben führt, weil keiner je zurückgekehrt sei … Merken Sie es? Nur die Unerschrockenen und Unbestechlichen bringen die inneren ‚Wachen' zum Ermüden, also diejenigen, die entschlossen sind, in denen der Traum, die Vision von endgültiger Befreiung lebendig ist.

Homer, der Grieche, hatte nicht von der Traum-Wirklichkeit gesprochen. Als Denker und Philosoph verwies er auf das nicht zu manipulierende Licht, das augenscheinliches Wissen entlarvt und uns auf Ultimatives ausrichtet, von dem alles nur Relative und Manipulierbare vollkommen getrennt ist. Und Meister Eckhart sprach vom „Funken, den selbst die Hölle nicht vernichten kann."[44] Also, wir sind ausgestattet mit dem Wissen um unser befreites Ewigsein. Und dies ist nicht einmal an unser Bewusstsein gebunden, wie könnten wir sonst aus dem bewusstlosen Tiefschlaf zurückkehren – in dem wir von nichts wissen –, erquickt aufwachen und feststellen, dass wir bestens geschlafen haben. Bei dieser Einsicht angekommen, werden die Wachen – wir selbst, die wir unsere eigene Gefangenschaft bewachen – müde, geben es auf, uns zu überzeugen, uns zu verführen, uns in ihren Bann ziehen zu lassen, uns abzulenken oder einzuschüchtern. Sie schlafen ein. Der Flügelschlag ultimativer Befreiung ist im Gange.

---

44 A.a.O.

Im freien Fall: der Sprung!

Machen ist und bleibt relativ und begrenzt, hält uns in seinen Bedingungen gefangen. Werfen wir einen weiteren Blick auf die Möglichkeit innezuhalten. Ängste, drohende und bedrohende Monster, die den Schatz, sprich, unser todloses Ganzsein, bewachen, werden durch STILLE bezwungen. In Stille können wir deren oft anachronistisch seienden Ursachen gewahr werden, wodurch sie aufhören, uns weiterhin zu drangsalieren. Denn längst haben sich die Wechselwirkungszusammenhänge, deren Ergebnis sie waren, unsere Lebens-Situation geändert. Es darf sich jetzt und hier Unerledigtes beenden. Beispielsweise sehen wir jetzt in völlig neuem Licht, dass wir uns ent-identifizieren dürfen, wir sind frei von damals wirksamen Begrenzungen. Die Zeit ist reif geworden für die neue Erfahrung, den ultimativen Perspektivenwechsel. Haben wir diesen unerschrocken im Blick, verschwinden weitere Ängste. Vielleicht flackern sie nochmals kurz auf, indem sie uns glauben machen wollen, dass es des großen Risikos wegen doch besser sei, sich beispielsweise einer gänzlich neuen Vision nicht frontal zuzuwenden – dass es doch besser sei, sich zufrieden zu geben mit dem, was man hat in der Gefangenschaft des Nur-Zeitlichen. Da diese Existenzform ausgereizt und durchschaut ist, ist auch das Verbleiben im Labyrinth der ausweglosen Drangsal keine Alternative mehr ... Es ist klar, dass dort, wo wir sind, nichts mehr zu gewinnen ist, wir sind ultimativ enttäuscht.

Der Segen der ultimativen Enttäuschung ist die darauffolgende Entschlossenheit, welche die Führung übernimmt: „(…) als alle Wachen müde waren, brach er entschlossen durch das dunkle Tor (...)“ Wir wissen um die Einsicht, dass jeglicher Glaube an eine Hilfe von außen das sich in Freiheit wissende SELBST nur verschleiert, dass wir durch derlei Glauben wieder hineinschlittern in illusionäre Vorstellungen von Leiden beendende Machenschaften. Die Erfahrung zeigt: Es braucht oft allertiefstes Erschrecken über die Ausweglosigkeit, um durchzubrechen – ohne dieses verlassen wir uns wieder auf Vorläufiges, worauf erneut Enttäuschung folgen wird. Erst, wenn wir wirklich ganz im Stich gelassen sind von Logik, Sprache, Weltanschauung und selbst von Gott – „Gottes quitt", das heißt, ledig zu sein der Konstruktionen darüber, wer er sei –, also vielleicht in der Asche sitzen wie Hiob, erst dann übernimmt ultimative Entschlossenheit die Führung. Erst dann kommt das dunkle Tor überhaupt in Sicht und ebenso die müde gewordenen Wächter. Radikal tauchen wir dann durch das ‚Nichts', gehen durch Verfremdungen, sehen die uns ein- und verschließenden Ängste, die wie Monster den Schatz bewachen, um den es geht. Dann sehen wir auf unser Leben, mit seinen anscheinend unentschlüsselbaren Zumutungen, verstehen unser problemorientiertes Denken. Wir sehen, wie wir bestenfalls die Käfige wechseln, Kreisläufe um Kreisläufe durchlaufen, Verhaltensmuster um Verhaltensmuster absolvieren … als Ergebnis radikaler Selbsttäuschung. Jetzt steht der ultimativen Enttäuschung des Sehenden nichts mehr im Wege. Die ultimative Enttäuschung beendet all dieses, auch die hartnäckigsten rechthaberischen Denkzwänge. Sie beendet jegliche Wiederholungsschleifen, die uns auf der Achse von Geburt und Tod festhalten. Entschlossenheit ruft Wachwerden hervor, wodurch die ‚Wachen' müde werden.

Jetzt findet die „Welle des Jetzt statt, jeder Moment ist für das Jetzt der letzte Moment."[45] Der Durchbruch tut sich – das gnadenvolle „Ja" der Selbstbejahung ereignet sich. Jegliche Schutzhaltungen und reaktive Aktionen, Bespiegelungen und Identifizierungen sind angeschaut und münden gewürdigt in die große Umarmung der Liebenden – die erfüllt sind von Liebe, die nicht vereinnahmt und kein Besitz ist, den es anzuschaffen gilt. Durchflutet von Liebe bricht die Gewissheit um Ganzsein hervor. Ganzsein ist allen zu eigen, und durch Selbstliebe wird sie erfahrbar. „(...) und stand im Freien", lautet das gute Ende des durchgebrochenen Gefangenen. Ultimative Freiheit! Nicht nur befreit von dieser oder jener Ausweglosigkeit, beispielsweise von einer depressiven Phase, einer Phobie, einer Panikattacke, einer Persönlichkeitsstörung, eines erlittenen Traumas ... All dies ist ultimativ im Licht der umfassenden Selbstliebe angeschaut, verstanden, bejaht und dadurch erkannt. Selbst dann, wenn neue Verdunkelungen dieser Art uns attackieren sollten. Das Licht der Selbsterkenntnis ist das umfassende „JA" – die große Umarmung. Vorläufiges, Enttäuschendes ist denkbar und machbar. Ultimatives nicht. Ultimatives IST und ruft auf zum Durchbruch ins Freie. Oftmals mit den ganz einfachen aus Entschlossenheit geborenen Worten: „So nicht weitermachen, nur so nicht weiterleben!"

Wer ruft auf und wer ist aufgerufen? Das wissende SELBST ruft auf. Und das aufrechte Säugetier ‚Mensch' kann sich selbst zuhören. Wir wissen um Glückseligkeit und deshalb auch um Enttäuschung. Wir wissen um ultimative Enttäuschung und um ultimative Glückseligkeit. Alles Unvollkommene, Unvollendete ist nur eine vorübergehende

45 Friedrich Weinreb, ‚Gedanken über Leben und Tod', Origo Verlag 1980

Erscheinung. Umarmen wir unser Unvollkommensein, sinkt es in die Vollkommenheit zurück. Es löst sich auf. Nur mangels Selbstliebe können wir Unvollkommenheit erfahren. Vergessen wir dies oder lassen wir uns täuschen, dann machen wir Rechnungen auf, haben meist nicht genug auf der Kante, werden unzufrieden – woran wir dann leiden. Alles Elend kreiert sich auf diese Weise. Da es an Vollkommenheit nichts zu verbessern gibt, helfen eben auch Verbesserungs-Strategien nicht weiter. Sie orientieren sich allesamt am Nur-Relativen. Und Heuchelei ist schon gar kein Ausweg, wenn auch häufig praktiziert. Spätestens, wenn wir die Täuschung darüber, dass wir uns verbessern könnten und sollten, aufgeben – also, wenn wir die Kreisläufe satt haben und kapitulieren –, dann bricht dieses Wissen, dieses Licht auf, dann leuchtet uns endgültig ein, dass wir um unser Leiden nur deshalb wissen können, weil wir um unsere glückselige, zu erlebende Vollkommenheit wissen. Und niemals umgekehrt.

Die große Umarmung

Es gibt keine Ungeeigneten. Die innigste Erfahrung der ultimativen Enttäuschung, mag jemand denken, sei nur Mystikern oder wirklichen Dichtern vorbehalten, die mit preisenden Gesängen ihr beizukommen und sogar das müde Herz zu erquicken vermögen. Wie Rilke sagt: „Zwischen den Hämmern besteht unser Herz, wie die Zunge zwischen den Zähnen, die doch, dennoch, die preisende bleibt.“[46] Mystiker und Dichter sind vielleicht die Alpha-Tiere in den Wüsten des Lebens – sie sind geübt, auf die

46 A.a.O., zitiert aus der ‚9. Duineser Elegie‘

das Seiende verdichtende Leere zu achten. Dies geschehen zu lassen. Der Durchbruch in das umfassende „JA“ der großen Umarmung widerfährt jedoch allen Menschen … früher oder später. Den Entschlossenen, im Hier und Jetzt. Diese Gunst, dieses Vermögen ist das Startkapital aller aufrechten Säugetiere – also aller Menschen: Sie, werter Leser, werte Leserin, genauso wie ich, wie wir alle. Es gibt da keinerlei Ungeeignete, es sei denn, Sie halten sich selbst für ungeeignet. Dann ist es Ihnen zwar dennoch zu eigen, aber Sie kommen nicht in den Genuss und die Freude des Wissens.

Das Wissen um Glückseligkeit ist so tief in uns verankert, dass wir uns nicht darüber zu wundern brauchen, wie sehr wir leiden, wenn wir es nicht sind. Es ist der Sinn des Leidens, uns aufzuwecken, uns zu entdecken, dass alle Selbstbilder nur vorläufige Konstruktionen sind. Der wirkliche Stoff, aus dem wir kreiert sind, ist LIEBE. Liebe, die von jeher IST und uns zu unserem Ursprung zurückbringt. Dieser Rückkehr ins Einssein dient unser Schicksal im Zeitlichen. Je mehr wir das Schicksal sich zu seiner Zeit erledigen lassen, also uns nicht in den Weg stellen, desto reicher deckt sich der Tisch mit Ewigem. „Schicksal will durchliebt – durchlitten sein, und was zum Staunen ist: Im Durchleben des Dunklen sind wir dem Licht am nächsten.“[47] Prof. Friedrich Weinreb sagt es gemäß mündlicher Überlieferung so: „Je mehr die Welt der Ewigkeit im Menschen durchbricht, desto mehr entzieht sich sein Schicksal, also sein Leben hier im Zeitlichen, jeder vernünftigen, jeder logischen Erklärung.“[48]

47 Hanna Gaugler, ‚Lieben einfach Lieben 2‘ Audio-CD
48 A.a.O.

Offen Gebliebenes

Jetzt will wohl manches, vor allem das, was zu gerafft und vielleicht auch voreilig , holprig und oft nicht schlüssig für den beurteilenden Verstand geschrieben wurde, verdaut werden. Dabei können neue Fragen oder Ergänzungen auftauchen: Was ist mit jenen, die den Mut nicht aufbringen oder sich mit ihrer Gefangenschaft gut arrangiert haben? Die „ihr Lüstchen bei Tag und ihr Lüstchen bei Nacht pflegen“[49]? Mit jenen, die gerne mit den Wölfen heulen – auf diese Weise erwünschte Zugehörigkeit erfahren? Oder, was ist mit all jenen, die Schritt für Schritt Befreiung, Erlösung erstreben wollen? Unsterblichen Nachruhm erleisten wollen und eventuell daran erliegen? Mit jenen, die mit dem Sterben als Ende aller Leiden einverstanden sind, weil sie ohnehin nicht geboren werden wollten? Mit jenen, die Last-Minute-Flüge buchen? Nicht zuletzt mit jenen, die ihrer Selbstkasteiung zum Opfer fallen? … Sie, lieber Leser, liebe Leserin, mögen an dieser Stelle Ihre maßgebliche Frage und Ihren maßgeblichen Einwand finden. Alle Einwände sind vollkommen in Ordnung und wichtig – sofern dies nicht dem Rückfall in das Arrangement und der Ablenkung dient. Und selbst dies darf natürlich sein. Die Insassen im Hamsterrad – wir alle – haben das Recht, Kreislauf um Kreislauf dramatisch zu erleben – vielleicht in Vorfreude auf das immer JETZT mögliche Ende.

Diese Geschichte allerdings spricht von Entschlossenheit und vom JETZT, dem Moment, da „alle Wachen müde“ sind. Sie spricht implizit vom Dürsten nach ultimativer Befreiung aus Selbsttäuschung. Sie spricht von uneingeschränkter Selbstbejahung, von Vollkommenheit, durch die

49 Frei zitiert nach Friedrich Nietzsche

sich Unvollkommenes – statt mit Verbesserungsrezepten bekämpft zu werden – im Durchbrechen auflöst.

Einer Hauptmahlzeit geht meistens ein Aperitif oder bzw. und ein amuse gueule voraus. Trinken Sie das INNEHALTEN! Genießen Sie das. Was damit ausgelöst wird, ist die Unterbrechung endloser, sich addierender Kreisläufe, die Sie gefangen halten, bis Sie zuletzt – leider oft unnötig spät – mit Entschlossenheit durchbrechen und im Freien landen, im alles umfassenden „JA", und überrascht werden von strömender Selbstliebe. Und dies heutzutage? Ja, wie könnten Liebende sich von Zeitlich-Unbeständigem irritieren lassen? Trennen Sie sich, wie die Liebenden, von allem, was trennt, von allem, was das umfassende „JA" blockiert. Erinnern Sie sich, dass Fehler – also das, was fehlt – keine Substanz haben. Mangelorientiertes Leben führt zu Unterernährung. Gelebt von Toren, die das Tor, das ins Freie führt, für geschlossen halten, sich noch nicht einmal vergewissern, ob dem überhaupt so ist oder ob es sich nicht nur um eine Täuschung handelt ... und es die ganze Zeit schon offensteht.

„Der da gehört mir

Jemand band dich
an den Sklavenblock
und die Unwirklichkeit
kaufte dich,
jetzt komme ich immer wieder
zu deinem Besitzer und sage:

‚Der da gehört mir.‘
Du hörst uns oft darüber reden
und das lässt dein Herz
vor Aufregung springen.
Hab keine Angst,
ich werde dich nicht
der Traurigkeit überlassen.
Ich werde mit Freuden alles Gold borgen,
um dich zurückzubekommen.“ [50]

Nur noch Staunen

Des SELBST fündig zu werden, kostet uns nichts und kostet uns zugleich hier und jetzt alles Relative. In bleibender Fülle zu sein, ist unser aller Zuhause. Darum zu wissen, kann weder ausgedacht, geschweige denn, gekauft werden wie ein Auto, das man dann besitzt. Aber gerade deshalb ist dieses Wissen immer gültiges Wissen. Alles andere ist höllisch erlebte Selbstverlorenheit. Hat dies je jemand eindringlicher ausgedrückt als Fernando Pessoa: „(...) ich habe nichts, womit ich mich vergleichen könnte, um mich zu finden, ich habe nichts, was mir helfen könnte, mich zu erkennen. Und so, mich Bild um Bild beschreibend – einmal mehr, einmal weniger wahrheitsgetreu –, bin ich eher in den Bildern als in mir selbst, sage, wer ich bin, bis ich nicht mehr bin, schreibe mit meiner Seele wie mit Tinte, einzig zum Schreiben zu gebrauchen. Doch meine Reaktion lässt nach, und ich resigniere erneut. Ich kehre in mich

50 A.a.O. von Hafis

zurück, zu dem, was ich bin, auch wenn es nichts ist. Und etwas wie nicht geweinte Tränen brennt in meinen starren Augen, etwas, wie eine nicht empfundene Angst sitzt mir rau in der trockenen Kehle. Doch ich weiß nicht einmal, worüber ich geweint hätte, hätte ich es denn getan, noch warum ich es nicht getan habe. Die Fiktion folgt mir wie mein Schatten (...) Das Leben ist hohl, die Seele ist hohl, die Welt ist hohl. Alle Götter sterben eines Todes, größer als der Tod. Alles ist leerer als die Leere. Alles ist ein Chaos inexistenter Dinge. (…) Ich verspüre eine große Müdigkeit in der Seele meines Herzens. Mich betrübt, der ich niemals war, und ich weiß nicht, welcher Art die Sehnsucht ist, die meine Erinnerung an ihn wachruft. Ich bin gefallen, habe mich an Hoffnungen gestoßen und Gewissheiten – mit jedem Sonnenuntergang."[51]

Da mag man fragen: Und das soll dann schlussendlich alles sein? Das NICHTS – ein schwarzes Loch? Spricht hier wohl ein frühkindlich, vermutlich unheilbar Gestörter! Das muss ich mir doch nicht zu eigen machen ..., ich bin doch normal, habe zumindest noch so etwas wie ein Gerüst, einen Rest sublimer Mythologie, kurze Liebes-Ekstasen, auch Träume und Visionen, die mich wegtragen und hoffen lassen, dass hinter und trotz des Entlarvungskarussells zumindest die eine Sehnsucht meines Herzens mich trägt. Jedoch, zugegebenermaßen, hält auch mein Karussell diese Art „Chaos inexistenter Dinge" nur in Gang. Pessoa erlaubt sich diese Tricks nicht – stark, wie er ist. Im Gewahrsein seiner Nichtigkeit stellt er sich ihr mit der Breitseite und hält darin stand, auch wenn in der Tat alles ständig aufs Neue beginnt: die Verlassenheit, das Vergessensein, keine Wichtigkeit zu haben für nichts und niemanden – traurigste

51 A.a.O., S. 215-217

Selbstgespräche und ermüdende Abwechslungen oder Vergnügungen. All das kann höllisch quälen. Daher: Kehren wir es um. Stellen wir uns auf den Kopf – staunen wir darüber, dass das Wissen um Himmlisches erst ermöglicht, Höllisches zu erleben, und nicht umgekehrt.

Wir können Himmlisches nicht MACHEN, weil nichts zu machen ist. „Es ist, was es ist, sagt die Liebe." Was kompliziert erscheint, kann einfach sein, wie der Kinderreim, der rezitiert wird wie ein Mantra, während der Ball hüpft: „Balle, Balle, sag' mir doch, wie viel' Jahre lebst du noch?" Und ist es gelungen, den Ball bis hierher hüpfen zu lassen, dann wird ab jetzt gezählt: „1, 2, 3, 4, 5, 6, 7 ..." Bis ins Unendliche geht das so fort, sollte sich weder Müdigkeit noch Hunger einstellen. Ich wurde damals beides – müde und hungrig – als Kind. Eines Tages fing ich an, Neues auszuprobieren und zu riskieren, dass es ein schlimmes Ende nehmen konnte. Nein, um ehrlich zu sein, das war mir so nicht bewusst, und denken wie die Großen konnte ich doch noch gar nicht. Ich spielte einfach und experimentierte herum mit dem Ball. Nachdem ich ihn zu Boden geschlagen hatte, wie es fester nicht ging, sprang er so hoch über mich hinaus ..., eine Ewigkeit verging ..., bis er wieder zurück zu mir fand. Als er in meinen Händen lag, war alles wie vorher, von Niedergeschlagenheit keine Spur ..., als sei nichts geschehen ..., als wär' dies seine wahre Natur: einfach nur ganz Ball zu sein.

Spielen Sie! Spielen Sie Innehalten! Spielen Sie Nichtstun-Tun ... einfach nur Selbstsein ganz hier und jetzt.

Teil 3

Tauchgang durch das Nichts

„Vielleicht stimmt es sogar, dass uns nichts andres aufgetragen ist, als ein paar Wörter auszutauschen in der Schrift, damit der kurze Text, der unser Leben kennt, sich anders liest und andre Bilder zeugt als die, die in uns liegen, aufgestapelt, an den Rändern eingerissen – und doch so klar, als wären sie geträumt. Obendrauf eines, das nur Himmel zeigt, es heißt: der Aufbruch im Verschwinden." [52]

Die Welt – eine Illusion?

Jeder lebt in der Welt, die sie oder er selbst erschafft und die dann entsprechend als Spiegel unserer selbst uns fremd, vertraut, faszinierend, kalt, grausam ... erscheint. Diese Tatsache mag uns mehr oder weniger bewusst sein. Der Sehende ist immer im Gesehenen gespiegelt. Und all die Täuschungen gibt es, weil wir uns täuschen. Wir sind für je uns selbst das einzig Wirkliche und Wahre. Wir trauen demnach auch nur dem, was uns wirklich beglückt. Täuschen wir uns in dem, was uns beglückt, so sind wir enttäuscht – kommen dem dann oft nicht auf den Grund, weil wir in uns selbst nicht auf den Grund kommen. Deswegen wohl ist die Welt – trotz all der Problemlösungsstrategien, oft gepaart mit wunderbaren Ritualen, trotz all

52 A.a.O. Michael Krüger ‚Herzensschrift'

der Aufrufe und Versuche zu Änderung und Wandlung, trotz Übungs- und Bewusstseinswegen, wie sie in Sachbüchern aufgezeigt sind – voller Probleme und angstbesetzter Menschen. Es ist in ihr nicht viel Beglückendes zu finden. Anscheinend haben wir noch nicht begriffen, dass wir es in ihr nur insoweit finden können, wie wir es in uns selbst gefunden haben bzw. uns einleuchtet, dass wir glückliche Tage, Stunden, Sekunden erleben, wenn wir glücklich SIND. Der Garant für Glück oder Unglück sind wir selbst – mit allen Rätseln, die eine solche Aussage beinhaltet. Sie zu lösen, mit all den angebotenen wunderbaren Übungs- und Bewusstseinswegen, die hoch im Schwange sind, ist eine große Herausforderung und anscheinend nicht entsprechend wirksam.

Ist Albert Einsteins Aussage zu beherzigen? „Probleme kann man niemals mit derselben Denkweise lösen, durch die sie entstanden sind." Zudem könnte dadurch am Ende nur verfestigt werden, wogegen sie angetreten waren: unsere Unzulänglichkeit. Nun fragt sich allerdings, ob es die sie lösende Denkweise überhaupt gibt? Man weiß seit Buddha expressis verbis, dass Gedanken die Welt erschaffen, dass unser Gehirn das ganze Universum abbildet – und mehr noch. Glücklichsein ist das einzige, was wirklich interessiert. Ist es aber eine Angelegenheit des Denkens? Natürlich kann Denken beglückend sein, jedoch ist Glücklichsein eine Angelegenheit des Herzens, mögen viele spontan antworten. Und mit Blaise Pascal, französischer Philosoph, Mathematiker und Physiker des 17. Jahrhunderts, stünde im Raum: „Das Herz hat seine vernünftigen Gründe, welche die Vernunft in keiner Weise erfasst."[53] Weswegen auch, gemäß Pascal, die Logik des Herzens

53 ‚Die Vernunft des Herzens' Deutscher Taschenbuchverlag 2010

von der Logik des Denkens zu unterscheiden wäre; unser Streben nach Glück den vernünftigen Gründen des Herzens folgen sollte – durch INNEWERDEN. Das Ergebnis dieses Innewerdens sei allerdings meist ein Innewerden unserer Nichtigkeit, der wir mit Kulturschaffen entfliehen. Von unserer Nichtigkeit wollen wir in der Tat nicht viel wissen, vielmehr sagen wir im Namen unserer Konstruktion von Autonomie, dass jeder seines Glückes Schmied sei. Sicher ist, dass Glücklichsein das Einzige ist, was uns wirklich interessiert, was wir einzig und allein sein wollen. Auch dann, wenn wir nicht die Meister unseres Glückes sind, vielmehr uns abhängig z. B. von Reichtum erklären, uns generell verheerend abhängig wähnen von Umständen und Mächten, die wir wähnen, uns gut oder böse gesonnen zu sein. Und die hoch gelobte Autonomie – als Glücksgarant – scheitert letztlich und radikal an der Unvermeidbarkeit des Todes – eben an unserer ‚Nichtigkeit'. Wir seien die „Vergänglichsten", sagt R. M. Rilke in der ‚9. Duineser Elegie'. Und genau daraus erstehen letztlich auch alle Probleme, trotz oder aufgrund des fieberhaften Strebens nach Glück. Es ist also angesagt, den einen Tod zu sterben: den „Tod des Todes". Wissen Sie es noch, dass minus mal minus plus ergibt? Doch wie? Machbar ist das nicht. Üben? Anscheinend wissen wir, dass dem nicht wirklich zu trauen ist, denn, wenngleich uns angstvoll erlebte Vergänglichkeit dazu antreibt, zeigt sich dennoch tausendfältig unser viel berüchtigter Schweinehund als unüberwindbar. Er behält bis auf Ausnahmen die Oberhand. Er will partout nicht üben, üben, üben. Jedenfalls geht die Motivation nur allzu leicht verloren. Es sei denn, was wir üben, vermittelt Glückserleben, das anders nicht zustande kommt.

Befreiung, Erlösung nennen wir die Beendigung aller Drangsal, in der wir uns befinden. Da dies nicht möglich zu sein scheint, wollen wir wenigstens Getröstete sein, ist doch unser Versagen immer stärker als das Gelingen, wie wir, vielleicht enttäuscht von uns selbst, feststellen. Man wüsste schon, was zu tun wäre, besucht auch fleißig diese Fortbildung oder jenes vielversprechende Angebot, aber ... es scheint uns reizloses Leiden dennoch nicht erspart zu bleiben. Es ist ein Kreuz, sagen Sie? Ein großes Dilemma, sage ich. Lässt sich ein Schrittchen weiterkommen? Mit Üben nicht, wie wir bereits festgestellt haben. Denn, jedes Üben ist an ein Machen-Können gebunden, und was wir machen können, ist an Denkweisen, jedenfalls auch an Voraussetzungen, sprich Umstände, die wir ja eben nicht in der Hand haben, gebunden – in der Hand haben wir auch nicht das oft als vertrackt erlebte Schicksal, das uns einbindet und uns oft trotz großer Anstrengungen nicht freigibt. Wir wähnen uns vielleicht sogar zum Scheitern verurteilt. Zum Sterben verurteilt sind wir jedenfalls alle. Dem können wir nicht entrinnen, seien wir Idealisten oder Konstruktivisten, Existenzialisten oder Humanisten ... Wir sehen, derlei Denkweisen, sagen wir jetzt vielleicht A. Einstein zustimmend, vermögen nicht zu lösen, ganz im Gegenteil, das, wovon wir befreit sein wollen, ist durch sie kreiert worden, und daraus abgeleitete Übungswege & Co verfestigen gerade noch, wogegen sie antreten. Üben, Verbessern, das heißt: Die Katze beißt sich in den Schwanz. Und dem Schweinehund ist recht zu geben, indem er sich verweigert. Aber, gibt es überhaupt andere Lösungsstrategien als die des Denkens?

Alles zu seiner Zeit

Zeit, was ist sie? Diese große, immer noch offene Frage hält Antwortsuchende noch immer in Gang. Und dies trotz Newton's „absolute Zeit = t", trotz Einsteins „Allgemeine Relativitätstheorie" und trotz der Quantentheorie. Was aufregend ist: Die moderne Physik wurde von der Auflösbarkeit der inkompatiblen Zeitbegriffe von Quantentheorie und Gravitationstheorie überrascht. „Die Auflösung dieses Widerspruchs kommt ebenso überraschend wie zwingend. Zeit kommt in den fundamentalen Gleichungen der Quantengravitation nicht mehr vor. Während Heisenbergs Unschärferelation im atomaren Bereich die Existenz von Bahnen verbietet, folgt aus ihrer Anwendung auf die Gravitation die Abschaffung der Raumzeit; es bleibt nur noch der Raum übrig. Die Welt ist auf der fundamentalen Ebene zeitlos."[54] Die Zeit ist eine, wenn auch hartnäckige Illusion, stellte Einstein fest. Gemeinhin nehmen wir Zeit als Expansion oder als Verlauf wahr. Dies beruht wohl darauf, dass wir uns mit unserem Körper identifizieren, der ‚seine Zeit' hat. Herzschlag und Atem haben einen Anfang und ein Ende – wir nennen es Geburt und Tod. Doch wir alle wissen, dass unser Zeiterleben in unmittelbarem Erleben unseres Daseins dessen Messbarkeit aufsprengt, und dass wir uns im unbeschreiblichen Raum des zeitlosen, darum auch todlosen JETZT befinden. In dessen Zentrum sind wir mangellos, SIND wir, die wir wirklich sind, GANZ. Als Ganzes jedoch sind wir immer schon und von jeher. Und gerade dieses Erleben ist fundamental für unser Glücklichsein.

Das Hier und Jetzt ist nur noch Gewahrsein, das wir SIND. Dieses Innewerden von Sein, ohne etwas zu machen, im

54 Claus Kiefer, ‚Die Sichtweise der modernen Physik', Tick Tack earnest&Algeron 9

puren Innehalten, das die ständigen Wiederholungsprozesse unterbricht, ist höchst entscheidend für unser AUFTAUCHEN, jenseits von Machen und Tun. Hier und jetzt tauchen wir als Zeitlose, Ewige auf. Ich spreche – dieses absolut aufregende Phänomen in Sprache bringend – von uns als den Sich-geschehen-Lassenden ... und weiß dies Phänomen in nächster Verwandtschaft mit den Erfahrungen, die sich in altbekannten Formulierungen finden: „Es geschieht alles zu seiner Zeit", sagt der Volksmund. „(...) welche sollen erfüllt werden zu ihrer Zeit", lesen wir im Lukasevangelium 1:20. Wir kennen dieses Phänomen und erleben es als das, was sich ‚jetzt endlich tut'. Es wird also etwas Ereignis, was längst ersehnt war, oder woraufhin alles mit Fleiß ausgerichtet wurde und in unser aktuelles Leben essenziell gehört.

Alles zu seiner Zeit sich geschehen lassen – das ist eine Haltung unserer Lebenszeit gegenüber, die auch mit Gelassenheit viel gemein hat. Jedoch meine ich es etwas wurzelhafter, radikaler: Gelassenheit meinen wir nämlich üben zu können, z.B. indem wir das zu relativieren lernen, was wir oft viel zu wichtig nehmen und als solches diesen Einsatz gar nicht verdient. Hingegen ist mit ‚Sich-geschehen-Lassen' gemeint, jegliches Sich-Einmischen vollkommen aus der Hand zu geben. Jegliches Leiden, alle sogenannten glücklichen wie unglücklichen Momente, Stunden, Tage ..., deren endgültige Auflösung sich geschehen zu lassen, bedeutet: Da ist kein Machen und Üben. DAS tut sich von selbst – ist die Befreiung von Schuldgefühlen und qualvoller Scham ob des Versagthabens, ist Auflösen des Identifiziertseins mit Maßstäben, die, wenn überhaupt gültig, dann nur relative Gültigkeit haben. Und gleichermaßen wird angetroffen, was IST. „Ich bin, der ich bin"[55], ohne

55 2. Moses 3:14

weitere Erklärung. Sich geschehen zu lassen, ermöglicht, dass alles zu seiner Zeit geschieht – Saat und Ernte, das Zahnen oder Pubertieren, Geburt und Sterben. Alles zu seiner Zeit.

Da mag sich die Frage aufdrängen: Ist, so zu leben, so gesehen endloses Enden und Beginnen – Wiedergeburt folgend auf Wiedergeburt? Alles eine natürliche endlose Wiederholung? Ja, bis begriffen ist, dass sie eine Einheit sind: Beginnen IST Enden, Enden IST Beginnen. Hier IST Dort. Dieses ‚IST' – dieser Augenblick – ist das Einzige, worauf es ankommt. Das Ganze IST. Es gibt nur noch Raum des Ewigen IST. Die scheinbare Linearität des Zeiterlebens wird hiermit unterbrochen, auch das Gegenwartsbewusstsein. Es gibt nichts mehr, dessen Mann/Frau sich bewusst sein könnte. Das IST – IST und umfasst alles. Es gibt infolge dessen auch kein schlussfolgerndes lineares Denken von Ursache und Wirkung, welches dieses IST beschreiben könnte. Gewiss, unser Verstand sträubt sich dagegen – wie könnte es anders sein. Definieren wir uns doch gemäß seiner Spielregeln solange, bis wir ihn, seine Relativität, durch und durch erkannt haben. Michael Krüger nennt es „Aufbruch im Verschwinden". Es tut sich, wir haben das nicht im Griff. Einsichten, Einfälle kommen zu ihrer Zeit. Und ebenso vollkommene Formulierungen. Das wissen die Im-Hier-und-Jetzt-Lebenden. Seltsamerweise wissen wir es alle, bewusst und unbewusst. Sie wissen es auch, werte Leser. Wie könnten Sie ansonsten in den Schlaf fallen und im Tiefschlaf verschwinden … und aus diesem erfrischt wieder auftauchen? Auch dieses tut sich von selbst, und es tut sich so himmlisch wohltuend, nicht wahr? Ein Mysterium ist das, sagen wohl die einen. Andere wissen damit nichts anzufangen, auch sie haben recht: Es ist ein Mysterium, und gleichzeitig kann damit nichts angefangen werden. Jedenfalls nicht im Sinne von Machen, um etwas im Griff zu haben. Nicht einmal ein Geschehenlassen oder Zulassen als etwas Zu-Machendes kann hier etwas ausrichten.

Sich-geschehen-Lassende geben die Regie aus der Hand. Doch: Wer ist dann der Zeitinhaber oder die, die den Wecker stellt? Es sind dennoch Sie, ich, wir, die nicht machen und nicht denken, denen als Offenständige einleuchtet, dass SICH dieser Augenblick tut – in barer Offenheit. Nur staunend – ohne Rückversicherung – erfahren wir, wer wir wirklich sind, also ungeachtet dessen, wer wir am Ende sind. Wir stehen uns selbst neu gegenüber. In ganz neuer Weise begreifen wir, dass es den Augenblick gibt, der sich tut, der leer ist von jeglicher Zeit … und dann auch leer von allem, was vergeht. Leer. Die buddhistische Leere also sei gemeint und der endlose Stufenweg zur Vollkommenheit? Aus Johann Wolfgang v. Goethes Mund liest sich dies so: „Wer immer strebend sich bemüht, den können wir erlösen."[56]

Also nun doch wieder ein Übungsweg? Ein Verbesserungsweg aufs Neue? Sie spüren wohl, es stellen sich Ihnen vielleicht die Haare auf! All das besiegelt – wir haben es zur Genüge erfahren – obendrein doch nur unsere Unverbesserlichkeit. Wir sagen das vielleicht kindlich regressiv oder auch im Einklang mit Erwachsenheit charakterisierender Kenntnis und Fähigkeit zu Frustrationstoleranz. Genug davon, fahren wir vielleicht fort, es reichen die Durststrecken. Lieber im Sand stecken bleiben und dürsten als nochmals eine Durststrecke durchwandern. Keine Wege

56 A.a.O.

mehr, die doch nur wegführen. Wovon wegführen? Vom immer sich ereignenden Augenblick, vom Hier und Jetzt – dieser Unzeit, dieser Nicht-Zeit. Wie wichtig es ist, den Augenblick nicht zu verschlafen – und dass wir zugleich das Wachhalten nicht machen können –, wird eindrücklich aufgezeigt in der von Franz Kafka absurd geschilderten Erzählung ‚Der Torhüter'.

Sei wie der Küssende …

Unentwegt Liebende sein! Sind wir wirklich Liebende, dann ist alles weitere easy: leicht. Und es gilt dann nur noch, der ‚Leichtigkeit des Seins' nicht im Wege zu stehen. Wir wissen: Die Liebe – ihre Seligkeit – explodiert aus dem NICHTS. Was wir daraus machen – ist ‚Faust's zweiter Teil', wie man zu sagen pflegt. Die Liebe ist das alles verändernde Geschenk des Himmels. Nicht, weil wir es etwa verdient hätten! Selbst, wenn wir das annehmen, widerlegt die Erfahrung diese Annahme. Wir SIND unentwegt und gehen als LIEBENDE durch die Dunkelheit der dunklen Nacht – vielleicht sogar singend, uns Mut zusingend. Bei Johannes vom Kreuz, dem Experten dieser Erfahrung tiefster Seelenkrise, finden wir den Satz: „Ich werde dich auf einem Weg, den du nicht kennst, zur Kammer der Liebe führen."

Lassen wir uns einführen in die Geheimnisse der Liebe, die unser Heim ist. In ihr wohnen wir – jetzt und hier, nicht dann. ‚Dann' ist an Bedingungen geknüpft, und der Augenblick, der von allem Ballast gereinigte, ist, obwohl er nicht gewesen ist, vorbei. In diese nichtseiende Zeit, diese Unzeit durchzutauchen, vollkommen leer zu werden, ist nicht ein ‚Weg-Von', vielmehr ein ‚Hin-Zu', und zwar auf radikalste, wurzelhafteste Weise: Hin zu der, dem Geliebten, die, der wir wirklich sind, zum SELBST. Es tut sich beides zugleich ..., „Aufbruch im Verschwinden", weil wir beides zugleich sind, nämlich das, was wir waren und sein werden, bevor wir wurden. Von jeher ganz im Hier und Jetzt. Es kostet uns alles Vorläufige, indem alles Nichtige um NICHTS willen sich vernichtigt. Punkt. Was für eine Aussage. Dieser Punkt mag mathematisch null sein, mag Illusion, Maya heißen. Dennoch: Dieses Leben ist äußerst wichtig, weil es das Geheimnis der Liebe gibt. Mathematiker wissen auch, dass minus mal minus plus ergibt. Und das Plus ist, dass wir aus diesem Tauchgang zurückkommen, auftauchen, von alleine, als die, die wir SIND auf der Zeitachse und zugleich als Ewig-Seiende. Das Jetzt ist nicht zu messen, ist auch nicht zu ermessen. Genau, wie die Liebe die aus dem Nichts explodierende, nicht zu ermessende, bleibende Seligkeit ist. Als Liebende, die lieben um Nichts willen, tauchen wir auf. Sie verstehen vielleicht jetzt ein wenig das Mysterium: Aufbruch im Verschwinden, Enden ist Beginnen. Das All-eine ist zugleich Vielheit, Fülle und Nichts wie Leben und Tod eine Einheit. Einssein und Einswerden ist eine Einheit. Es ist das Alleine, das GANZE. Es ist dieses ein nicht zu Greifendes und ist dennoch als Ereignis zu erfahren im Tauchgang durch das Nichts: Durchtauchen – sich geschehen lassen – und ins Nichts der Seligkeit explodieren ... als Freie, die wir sind.

Jetzt ist nur noch Staunen. In der Leere völliger Absichtslosigkeit tut ES sich. Wir tauchen dann aus dieser Selbstvergessenheit wieder auf, aber als Erwachte. In Bewusstlosigkeit – größter Ohnmacht – liegen wir danieder und stehen wieder auf. Wir erleben Tiefschlaf und erwachen. Wir sind ohne Wenn und Aber – absichtslos. „Das ist der Tod des Todes“[57], und zwar im Zeitlichen: HIER und JETZT. Zu diesem NICHTS hat keiner Zugriff. Es ist niemandes Besitz und kann niemandes Besitz sein. Durchzutauchen ist die Erfahrung der dunklen Nacht, des kopflosen Schauens des „Ich bin, der ich bin“. Alles, selbst der Kopf, die Hauptsache, ist geläutert im Feuer der Liebe, die nichts will. Meister Eckhart drückt das so aus: „(...) da bin ich über allen Kreaturen und bin weder Gott noch Kreatur, sondern ich bin das, was ich war und was ich bleiben soll, jetzt und immerdar. Da empfange ich so großen Reichtum, dass mir Gott nicht genug sein kann in alledem, was er, Gott, ist nach seinen geschaffenen Werken; denn ich empfange in diesem Durchbruch, dass Gott und ich Eins sind. Da bin ich wieder das, was ich war; und da nehme ich weder ab noch zu, denn da bin ich ein unbewegtes Urwesen, das alle Dinge bewegt.“[58]

Das Atmen tut sich – es schöpft sich aus dem Nichts. Werden Sie sich einen Moment lang Ihres Atmens gewahr. So entdecken Sie zwischen Ein- und Ausatmen, Ausatmen und Einatmen das NICHTS. Da tut sich überhaupt nichts. Dieser Moment ist der Ort, indem alle Antworten eingesammelt bereit liegen, um geöffnet zu werden, um ins Licht zu explodieren. Es ist das wortlose Wissen des ICH, bevor die Gedanken kommen und Sie sich mit diesen dann identifizieren, dessen Sie sich dann bewusst sind. Darum ist auch das Bewusstsein oder Bewusstmachen nicht des Rätsels letzte Lösung. Das NICHTS ist der Ort des Durchbruchs, des Urknalls, des todlosen ICH. In dieser Nichtzeit,

57 Frei zitiert nach Shri Anandamayi Ma
58 A.a.O.

diesem Nichtort – nur Raum – geschieht Zunichtewerden allen Kummers, aller Bekümmernisse, aller Sorgen, aller Enttäuschungen und Täuschungen, sie lösen sich auf in Nichts. Werden erkannt als Selbsttäuschungen … so oft und so lange, bis alle Schleier gefallen sind wie der Nebel, durch den die Sonne durchbricht. In dieser nackten Reinheit offenbart sich hinreißende Schlichtheit: Wir sind, die wir wirklich sind ... Liebende um nichts willen ... In Demut und Anmut sind wir groß ... Sind wir GANZ.

Das Nichts

Wieso das Nichts, wo es doch nichts ist

Das Nichts zwischen Diesem und Jenem –

Zwischen Jenem und Diesem

Das Ich sein eineiiger Zwilling

Meint fassen zu können, was nur

Flüchtigstes Ereignis ist, wie der Besuch

Vorbeizischender Mauersegler –

Jetzt und schon vorbei – und wieder -

Und wieder schon vorbei –Jetzt

Immer schon beendete Augenblicke ziehen

Vorüber ohne Zukunft oder Gewesensein.

Andauernd schwindend sind sie, was sie sind

Nichts

Wären sie jedoch nichts, wäre alles

Nichts

Epilog

Die Weisheit im Fragwürdigen

Wir leben an zwei Seiten zugleich – aus dem Bewusstsein und dem Unbewussten. Wir leben unser Sterben und wir sterben zum Leben. Es ist die unverwüstliche Liebe von ewig her, die ist und alles bewegt und dieses Ganze bewirkt, das nicht zu denken ist. So, wie die Liebe geschieht, erfahren wir sie als Heil und Heiligkeit.

Ein Tagtraum

„Ach, Sie sind ‚Seine Heiligkeit', von der alle Welt spricht! Sie wohnen, seit ich hier wohne, unter einem Dach mit mir. Ich habe das nicht gewusst – bin Ihnen nie begegnet. Und ausgerechnet jetzt, da ich meine, ich müsse mich schnellstens auf den Weg machen, um Sie, wie andere auch, in einer Menge von Menschen zu honorieren, treffe ich Sie nun hier in der Schlange am Schalter für den Kauf des Tickets zu dieser Reise. Treffen ist nicht einmal das richtige Wort. Sie tauchen unmittelbar auf, auf meinem Platz, ohne Abstand. Und ohne nachzudenken ist mir urplötzlich sonnenklar, wer Sie sind, und frage mich nun, was mich gehindert hat, Sie bisher wahrzunehmen oder zu erkennen. Vermutlich ist es der Intellekt, der mir einredete, unter ‚Seiner Heiligkeit' eine ganz außergewöhnliche Person zu suchen und darauf mein Auge auszurichten. Und nun, ganz plötzlich, als wären meine Augen ausgerieben worden, blicke ich durch, entdecke ich so eine ‚Normale', wie Sie sind – fast ein bisschen zu unauffällig, auch zu alltäglich angezogen, allerdings: Ihr …, wie soll ich es beschreiben, Ihr merkwürdig heimliches Schauen mit den ausgesprochen leuchtenden Augen, nehme ich jetzt erst wahr."

„Wussten Sie denn nicht, dass man die Tiefe verstecken muss?

„Wo?"

„An der Oberfläche."

„Interessant, dennoch bleibt die Frage, wodurch dieses Erkennen jetzt möglich wurde und auch, wie der Erkennungsprozess verlaufen ist. Was ich selbst bemerkt habe: Das Schauen und das plötzlich einbrechende Wissen, dass Sie ‚Seine Heiligkeit' sind, waren ein und dasselbe. Es war nicht etwa, wie es häufig auf das zutrifft, was wir zu wissen meinen, das Ergebnis einer Reflexion. Vermutlich hat sich alles Nebensächliche wie Nebelschleier in der durchbrechenden Sonne aufgelöst. Und dann war`s da: ‚Ach, Sie sind DAS!' Entgegen aller Vorstellungen, diese wurden blitzschnell wie überschrieben. Erst jetzt im Nachhinein frage ich mich nun auf's Neue, was dieses DAS eigentlich ist?"

„Eben, die Krux ist, dass sich das nicht mehr ausdrücken lässt. Die Worte fassen es nicht, es muss offen bleiben. Nur so bleibt's für jeden auf seine Weise zugänglich, erlebbar. Und wie für Sie, ereignet es sich jedes Mal höchst überraschend. Es würde irreleiten, beschriebe oder definierte man es sogar. Man würde erneut kreieren, was bisher das blitzartige Erkennen verhindert hat: Schleier aus Vorstellungen, vielleicht hauchdünne und dennoch den Blick verschleiernde. Um Haaresbreite ist das dann nicht mehr DAS."

„Sie meinen also, unmittelbares Gewahrsein sei eine Garantie?"

„Nein, ganz so einfach ist es nicht. Zwar sind Sie als Sehende immer das, was Sie sehen. Das lässt sich nicht trennen. Also in diesem Falle: Sie selbst sind ‚Ihre Heiligkeit', in dem Maße, wie Sie einer solchen gewahr sind und wie Sie diese soeben blitzartig erkannt haben und darüber höchst verblüfft waren ..."

„Entschuldigen Sie, wenn ich ins Wort falle mit der scheuen Frage: Was, wenn ich gerade jetzt wieder und auf's Neue einem Spiel des Intellekts aufsitze – diesmal einem unüberbietbaren tückischen Spiel der exklusivsten Selbsttäuschung?"

„Dann wäre es so. Sie sind solange nicht wirklich, die Sie sind, bis Sie durch die ultimative Enttäuschung durchgetaucht sind. Immer wieder auf's Neue ereignen sich Selbsttäuschungen, bis Sie sind, die Sie wirklich sind."

„Und das wäre eine Frage der Zeit?"

„Ja und nein. Ja, wie bereits aufgezeigt wurde, und nein, wenn Sie sich gewahr werden, wer die Fragende ist, die hier innehält."

„So frage ich mich denn, wer die Fragende ist? Wer stellt infrage, was doch so offensichtlich zu sein scheint? Ist es der von Skeptizismus und Agnostizismus geschwängerte

Intellekt, ist es verkappte Besserwisserei, die immer das ‚Aber' produziert? Ist Heiligkeit überhaupt nur eine Fiktion oder ein Traum, eine schlitzohrige Selbstsuggestion, um der unerträglichen Nichtigkeit, die ich bin, nicht ins Auge schauen zu müssen? Oder ist sie das Ergebnis eines Durchblicks, gewonnen durch alle Enttäuschungen hindurch? Der Durchblick des Durchblicks des Durchblicks? Diesen Dreischritt zu vollziehen, wäre eine Garantie?"

„Ja. Nur, als Gedankenspiel hat dies keine Kraft. Es muss durchlebt werden. Der ultimative Durchblick ist an die ebenso ultimative wie schmerzlichste Enttäuschung gebunden. Und die schmerzlichste Enttäuschung ist die Erfahrung und Einsicht, nichts zu sein. Alles zerrinnt Ihnen, ist nicht, was es vorgibt zu sein."

Während einer langen Pause rücken mir erlebte Ich-Dramen vor Augen. Sie sind fremd und schwer, und darin ist jeglicher Halt als nur fiktive Konstruktion erkannt. „Leerer als die Leere"[59] – diese Worte klingen hohl, entsetzlich hohl, und die leere Stille ist kalt. Ich möchte schreien, um Hilfe schreien, aber ich ersticke daran. Die Schreie fliehen nach innen: Gibt es denn keine Gnade? Selbst Gott schrie als Gottverlassener nach sich selbst! Welch wunderliche Formulierung, die Evangelien münden alle darin. Und ich tue nun dasselbe, ich schreie nach mir, meinem Selbst. „Wer bin ich wirklich? Gibt es DAS? Das SELBST? Das ICH?" Ein langes schluchzendes Schweigen bleibt …, nichts …, dann, ganz seltsam, ein Lächeln …

„Selbst in den verbittertsten und verhärtetsten Gesichtern ruht dieses Lächeln."

---

59 A.a.O. Pessoa

„Wirklich? In einem jeden?"

„Ja. Ein jeder ist im Lächeln wirklicher Selbstliebe um ‚Nichts' willen gegründet."

Mein Herz wird ruhig, fühlt sich berührt, so hauchzart berührt, wie ‚Nichts' ist. Das Lächeln so licht, wie kein Licht ist, wird begleitet von …

„Ganz-Sein ist Dein Heil, ‚Deine Heiligkeit', die Du wirklich bist. Erst nach dem Durchtauchen durch das ‚Nichts' – wie jetzt eben – begegnest Du Dir selbst, bist du heil, ganz."

Es war plötzlich alles wie zu viel des Guten des Guten des Guten. Ich realisierte, dass, was sich da zutrug, fragwürdig bleiben dürfe. Zumal dies Ausdruck einer Haltung ist, die mit heilsamer Demut gepaart ist. Schließlich muss Fragwürdiges als Frage stehen bleiben dürfen, ebenso müssen Fragen gelebt werden dürfen, bis sich die in den Fragen glaubwürdigen Antworten von selbst enthüllen als vollkommen unaufdringliche Antworten, weder dogmatisch noch rigoros noch diktatorisch oder missionarisch. Dies geschieht stets und schließlich nur fraglos beglückend und immer überraschend, weil die Antworten anders als jene sind, die aus erwünschten oder unerwünschten Vorstellungen gestrickt sind.

„Das Wünschen hat sich erledigt. Und, die nicht mehr in Worte zu fassende Antwort wird am besten als kostbarster Schatz versteckt."

„Wo? Wo?"

„Da, wo kein Dieb sie vermutet – nämlich beim Dieb selbst. Solange, bis die Zeit reif ist, diesen versteckten Schatz als das wirkliche Selbst zu erkennen, anzuerkennen und zu sein, was es von jeher immer schon ist."

Ich lächelte – es lächelte in mir –, und da wusste ich, dieses ganz und gar nicht manipulierbare Lächeln ist das Lächeln der Gnade, das jegliche Wichtigtuerei entlarvt. Um ein Haar hätte es der ultimative Sprung ins ‚Nichts' und durch das ‚Nichts' sein können. Nichts …, noch nicht. Doch die Sehnsucht weiß sich kraftvoll bestätigt. Und wieder, der Dreischritt: die Sehnsucht der Sehnsucht der Sehnsucht. Wer DAS genau in Worte fassen oder definieren zu können glaubt, täuscht sich, und sei es vielleicht nur um Haaresbreite. Es tut sich immer im Jetzt – wie der Tanz. Tanzen wir hier und jetzt den Dreier – den Walzer der Trinität. Tanzen wir den Tanz glückseliger Befreiung. Nicht dann …, jetzt.

Now&here – nowhere

Staunendes Erschauen
den Tod des Todes erleiden

Da ist nur noch .....
was
nur noch erfüllung
ich verstehe nicht
nichts mehr von habsucht
und tödlicher rechthaberei
wie bitte
.... schon vorbei
Wer
Die mauersegler
weggezischt
dass sie zu sehen waren mag
maya illusion oder erinnerung sein
gleichviel

Entscheidend ist der augenblick
jetzt

nicht zu fassen nie gewesen
noch je werdend
ist er das einzige was wirklich
i s t

Wundersames gewahrsein
tanz ohne bewegung des
nicht zu verdunkelnden l-ich-ts - -
nicht zu vernichtenden n-ich-ts - -

Now&here – unermessliches nowhere

Beides zugleich
ankommen im fortgehen
glühen doch nicht verbrennen
wundersames dasein
liebe

Refrain in Triolen:

nichtigkeit wichtigkeit
nothingness ev'rything
being pure joy - -
fassungslos frei - -

mich staunend erschauen
des todes tod besingen - -
being pure joy - -
fassungslos frei - -

durchflutet von l-Ich -t
being alles als n-Ich-ts
beides zugleich
fassungslos frei

Literatur

Badiou; Alain; *Lob der Liebe;* Passagen Verlag 2012

Bibel – die Heilige Schrift

Eliot, T. S.; *Vier Quartette;* Suhrkamp Verlag 2015

Fried, Erich; *Es ist was es ist;* Wagenbach Verlag 2005

Gabriel, Markus; *Warum es die Welt nicht gibt;* Ullstein Verlag 2013

Goethe, Johann Wolfgang von; *Faust;* Artemis Verlag 1962

Hafis; *Die Liebe erleuchtet den Himmel;* Benziger Verlag 2002

Huxley, Aldous; *Die Pforten der Wahrnehmung;* Piper Verlag 1070

Jiménez, Juan R.; *Stein und Himmel;* Klett-Cotta 2003

Kiefer, Claus; *Die Sichtweise der modernen Physik;* Tick Tack earnest & Algeron 9

Kleist, Heinrich von; *Michael Kohlhas;* Anaconda Verlag 2007

Krüger, Michael; *Umstellung der Zeit;* Suhrkamp Verlag 2013

Meister Eckhart; *Vom Wunder der Seele;* Philipp Reclam Verlag

Miller, Henry; *Das Lächeln am Fuße der Leiter;* Rowohlt Verlag 1994

Pascal, Blaise; *Die Vernunft des Herzens;* Deutscher Taschenbuchverlag 2010

Pessoa; Fernando; *Das Buch der Unruhe;* Fischer Taschenbuchverlag 2011

Polster, *Erving; Every Person's Life is worth a Novel;* Gestalt Journal Press 2011

Proust, Marcel; *Die wiedergefundene Zeit;* Fischer Taschenbuch Verlag 2011

Rilke, Rainer Maria; *Gesammelte Gedichte*; Insel Verlag 1962

Shah, Idries; *Die fabelhaften Heldentaten des vollendeten Narren und Meisters Mulla*

Nasrudin; Herder Verlag 1984

Schneider, Reinhold; *Überredung zu Weihnachten*; Kösel Verlag 1998

Weinreb, Friedrich; *Gedanken über Leben und Tod;* Origo Verlag 1980

Weinreb, Friedrich; *Traumleben*; Thauros Verlag 1979

Autorin

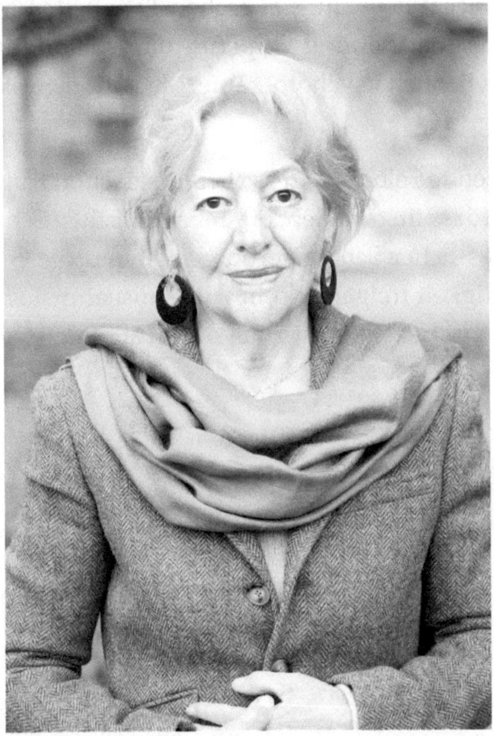

Hanna Gaugler stand mit 21 Jahren als Lehrerin in der Schulklasse – mit damals 49 ABC-Schützen, die sie begeisterten, und die sie bis zum Abschluss des 4. Schuljahres führte.

Es folgte ein zweites Studium an der Ludwig-Maximilian-Universität München: Psychologie, Erziehungswissenschaften und Philosophie. Nach dem Abschluss begann eine Lehrtätigkeit in Psychologie an der Fach-Hochschule für Sozialwesen. Diese wurde abgelöst durch die Ausbildung zur Psychologischen Psychotherapeutin, später dann zur Mediatorin. Selbständig geworden wurde das Gelingen des Balanceakts wichtig zwischen Tätigkeiten in eigener Praxis und der Leitung von Fort- und Ausbildungsseminaren im Bereich Psychotherapie, Mediation, Systemischer Beratung.

Umwälzende Selbst-Prozesse ließen sie schon früh darüber staunen, dass im dunklen, oft unbegreiflichen Schicksal ein unverwüstlicher Schatz verborgen ist und die Quelle von Glückseligkeit freigelegt sein will – ausnahmslos in einem jeden Menschen. Dies ist, was sie am allermeisten erfüllt.